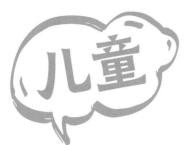
儿童

陈小砖 侯小琴/主编
原晓强 陈大宇/副主编

脊柱健康 保健书

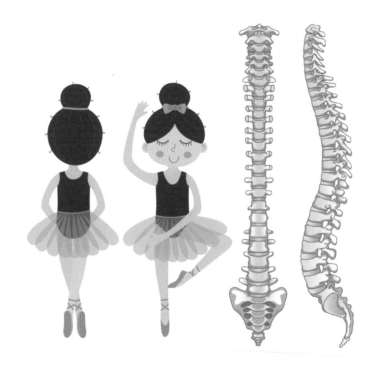

U0301410

吉林科学技术出版社

图书在版编目（CIP）数据

儿童脊柱健康保健书 / 陈小砖，侯小琴主编．
长春：吉林科学技术出版社，2025.1. -- ISBN 978-7
-5744-1874-5

Ⅰ．R726.815

中国国家版本馆 CIP 数据核字第 2024WL9320 号

儿童脊柱健康保健书
ERTONG JIZHU JIANKANG BAOJIAN SHU

主　　编　陈小砖　　侯小琴
副 主 编　原晓强　　陈大宇
出 版 人　宛　霞
责任编辑　张　楠　　郭　廓
封面设计　深圳市弘艺文化运营有限公司
制　　版　深圳市弘艺文化运营有限公司
幅面尺寸　170 mm × 240 mm
开　　本　16
字　　数　210千字
印　　张　12
页　　数　192
印　　数　1 ~ 5 000册
版　　次　2025年1月第1版
印　　次　2025年1月第1次印刷

出　　版　吉林科学技术出版社
发　　行　吉林科学技术出版社
地　　址　长春市净月区福祉大路5788号出版大厦A座
邮　　编　130118
储运部电话　0431-86059116
编辑部电话　0431-81629520
印　　刷　长春百花彩印有限公司

书　　号　ISBN 978-7-5744-1874-5
定　　价　49.90元

序言

　　孩子拥有挺拔的身姿，不仅能给形象加分，还能让他变得更加自信。孩子的仪态与脊柱健康息息相关。

　　人体的脊柱，从前面或后面看，是笔直的，颈椎、胸椎和人体的后正中线重合；从侧面看，则有 4 个生理弯曲，即颈曲、胸曲、腰曲和骶曲。正常的人体脊柱，颈曲和腰曲呈前凸，而胸曲和骶曲呈后凸。如果躯干靠墙站立时，后脑勺、肩胛部、臀部接触墙壁，颈部和腰部与墙壁有一掌的厚度，这就是脊柱端正的标志。正确的站立姿势，头、颈、躯干和脚纵轴在一条垂直线上，这便是我们通常讲的挺胸、收腹、两臂自然下垂的姿势，是优美、挺拔的身姿，可以使人平添几分自信。

　　而常见的异常身体姿态包括头部前伸、高低肩、驼背（胸椎后凸）、骨盆前倾、平板腰（腰椎曲度变直）等。身体姿态异常造成的危害有很多，除了造成"外观不好看""看起来没精气神"等表面问题，还会造成很多危害，比较常见的是颈肩腰背疼痛及与脊柱相关的疾病，如脊柱侧弯、椎间盘突出等。

　　现代生活多以静态生活方式为主，人们的活动量少，体质整体欠佳，已经严重威胁到儿童青少年的身体健康。及时发现并改善儿童青少年的身体姿态异常，是预防更严重的脊柱相关疾病的必要措施，是提倡"治未病"的重要举措。2022 年 7 月，国家体育总局发布的《儿童青少年身体姿态测试指标与方法》正式实施。调研组建议体育部门、卫健部门以及教育部门共同制定相应政策，不仅要紧盯"脊柱侧弯"疾病，还要做好脊柱健康前端的预防工作。

本书详细地介绍了脊柱的生理结构和功能、儿童脊柱的生长特点、儿童脊柱健康饮食调养原则和必需营养素，提出了儿童脊柱畸形自测的方法，让家长有据可循，为孩子的脊柱健康打下基础。儿童脊柱问题不只是因为骨骼的变形，还因为背部肌肉群弹性的下降，想让孩子的脊柱健康发育，除了要纠正孩子的不良姿势，还要让孩子多运动，锻炼身体背部肌肉群，增强脊柱活力。

当然，好仪态的形成不是一朝一夕的事情，需要家长长期监督，随时纠正孩子的不良姿势。愿每个孩子都能拥有健康的脊柱，拥有良好的仪态。

目录

第 2 章　多管齐下，保护孩子的脊柱

第3章 护好颈椎，不让孩子做"低头族"

第4章 胸椎保健，让孩子挺起胸膛

第5章 腰椎护理，让孩子挺直腰杆

第 6 章　要想孩子有好的仪态，离不开骶尾椎

第7章 运动让脊柱充满活力，远离驼背

第 8 章 拉伸让脊柱更强健、身姿更挺拔

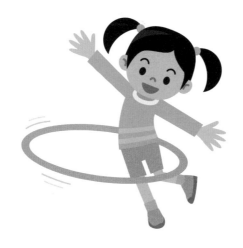

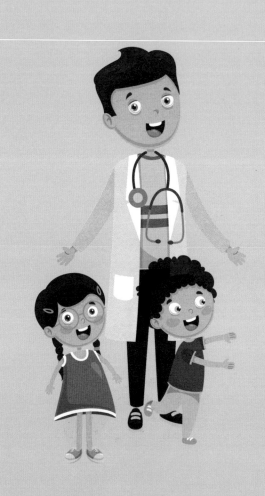

第1章

脊柱健康，
孩子的背就直了

　　孩子的身体还处在生长发育阶段，骨质比较柔软，容易发生变形。如果孩子的脊柱受到较大压力或者孩子的坐姿、走姿、站姿不良的话，就可能会导致孩子的脊柱发生变形，出现驼背。因此，只要脊柱健康了，孩子的背就挺拔起来了。

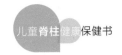

脊柱的**结构和功能**

脊柱又称"龙骨"，在身体背部的中央位置，是支撑身体的主梁。它如同一条长龙，从上到下，由一段段的脊椎串接而成。脊柱分为5个部分：7块颈椎、12块胸椎、5块腰椎、5块骶椎、3~5块尾椎。在青少年时期，骶椎是5块，成年以后5块骶椎融合成1块骶骨。在幼年时期，尾椎是3~5块，在成长的过程中也会渐渐融合成1块尾骨，所以脊椎在小孩子一出生时应该有32~34块，而成年人是26块。为了更稳定地两两连接，这些脊椎骨并非是整齐划一的光滑圆柱体，甚至连一个光滑的平面都找不到。它们就像形态各异的积木一样，通过各种表面凸起与凹陷，形成关节，再辅以韧带、椎间盘，使得脊椎环环相扣、紧密相连。

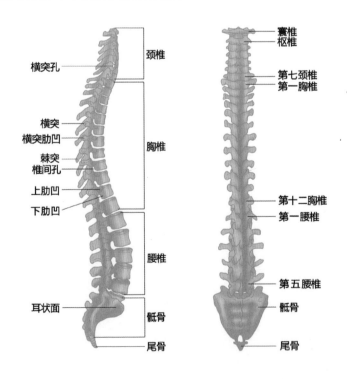

颈椎
横突孔
横突
横突肋凹
棘突
椎间孔
上肋凹
下肋凹
胸椎
腰椎
耳状面
骶骨
尾骨

寰椎
枢椎
第七颈椎
第一胸椎
第十二胸椎
第一腰椎
第五腰椎
骶骨
尾骨

人体的头部、颈部、肩膀就如同树枝一样,它们与脊柱这根主干是不可分开的整体。严格来说,甚至可以认为头部是脊柱的延伸,因为头部和脊柱从人体还是胚胎的时候就已经连为一体、共同生长了。所以脊柱的形态会直接影响头部,而头部的活动也会直接影响脊柱,进而影响全身功能。连接头部与脊柱的是人体的颈部,如果长期姿势不当,例如习惯性头部向前倾、下巴过分内缩、肩膀耸起等,都会造成颈部肌肉紧张与僵硬,长此以往不但肩膀会感到疼痛、麻木,整个背部都会感到不适,甚至全身都感到不适。

脊髓是传递信号的神经联络通路

每一块脊椎都由一个椎体和一个椎弓连接而成,它们中间有很大的空隙,每个椎体的空隙连起来之后就形成了一根管道。在这根管道里,从脑部开始一直到腰椎、骶骨,有直径大约1厘米的神经通过,我们称它为脊髓。脊髓中主要有以下两种物质。

● 灰质

灰质位于脊髓的中央部分,呈蝴蝶形或"H"形。在它的中心有中央管,中央管前后的横条灰质称作"灰连合",它将左右两半灰质连在一起。左右两半灰质都由前角和后角组成,前角内含有大型运动细胞,其轴突贯穿白质,然后又经过前外侧沟走出脊髓,从而组成前根。人体颈部脊髓的前角特别发达,这里的前角细胞发出纤维来支配上肢肌肉。而后角内的感觉细胞,则有痛觉和温度觉的第二级神经元细胞,并在后角底部有小脑本体感觉径路的第二级神经元的胞体,也称为"背核"。所以,灰质周缘部和其联合细胞再加上附近含有纤维的白质,共同构成了所谓的"固有基束",贯穿于脊髓的各节段,并在相当程度上保证完成各种复杂的脊髓反射性活动。

● 白质

白质排列于灰质的周围,它主要由上行(感觉)和下行(运动)有髓鞘

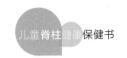

神经纤维组成（纵行排列），分为前索、侧索和后索3个部分。

前索位于脊髓前外侧沟的内侧，主要为下行纤维束，如皮质脊髓前束、顶盖脊髓束（视听反射）、内侧纵束（联络眼肌诸神经核和项肌神经核以达成肌肉共济活动）和前庭脊髓束（参与身体平衡反射）。两侧前索以白质前连合相互结合。

侧索在脊髓的侧方前外侧沟和后侧沟之间，有上行传导束和下行传导束之分。上行传导束有脊髓丘脑束（由痛觉、温度觉和粗的触觉纤维组成）和脊髓小脑束（本体感受性冲动和无意识性协调运动）；下行传导束有皮质脊髓侧束（亦称锥体束）（随意运动）和红核脊髓束（姿势调节）。

后索位于后外侧沟的内侧，主要为上行传导束（本体感觉和一部分精细触觉）。颈部脊髓的后索分为内侧的薄束和外侧的楔束。

从脊髓的构造来看，脊髓与神经系统有着非常密切的联系。身体的各器官、系统的功能都直接或间接地处于神经系统的调节控制之下，神经系统又分为中枢神经系统和周围神经系统两大部分，大脑和脊髓同属于中枢神经系统，而脑神经、脊神经则属于周围神经系统。脊神经就是连接在脊髓上的神经，它

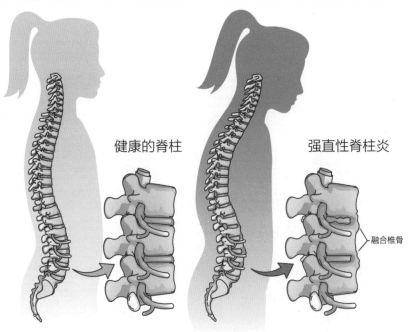

健康的脊柱　　　　　　强直性脊柱炎

融合椎骨

从椎间孔中穿出，分为前支和后支，左边一个，右边一个。这些凸起的脊神经通往人体胸腔、腹腔内的所有脏器以及血管、腺体，并支配其功能，所以脊神经既有不受意志支配的自律性功能，同时又是向大脑传送信息的枢纽。

人体的脊神经共有31对，包括：颈神经8对，它们联系着人体的五官、心、肺、血管、颈、肩、肘、手及脑神经；胸神经12对，它们联系着人体的心、肺、脾、肾、消化系统及泌尿系统；腰神经5对，它们联系着人体的膀胱、大肠、小肠和生殖系统；骶神经5对、尾神经1对，它们共同联系着人体的排泄系统。

脊髓是传递信号的神经联络通路，这条联络通路可以将外来的信号传达到脑部，然后将脑部所下达的指令传达到四肢等身体的末梢，这样人体才能配合外界采取适当的行动。

椎管是保护脊髓的有力屏障

包围脊髓的管道就是椎管，即椎体后面和后关节之间的上下直通的管腔。椎管由游离椎骨的椎孔和骶骨的骶管连接而成，上接枕骨大孔，与人体的颅腔相通，下达骶管裂孔。椎管内有脊髓、脊髓被膜、脊髓神经根、血管以及少量的结缔组织等。

椎管的前壁由椎体后面、椎间盘后缘以及后纵韧带构成；椎管的后壁则为椎弓板、黄韧带和关节突关节；两侧壁为椎弓根和椎间孔；而椎管骶段则由骶椎的椎孔连成，为骨性管道。从这些方面来说，构成椎管壁的任何结构发生病变，如椎体骨质增生、椎间盘突出以及黄韧带肥厚等，都会使椎管腔变形或者变狭窄，从而压迫椎管内的脊髓，导致一系列症状的产生。

从横断面来看，在人体的脊柱上，各段椎管的形态和大小并不完全相同。例如，颈段上部靠近枕骨大孔处近似圆形，往下为三角形，矢径短，横径长；胸段大致呈圆形；腰段上、中部呈三角形，下部呈三叶形；骶段呈扁三角形。椎管以第四至第六胸椎处最为狭小，颈段以第七颈椎处、腰

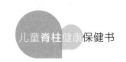

段以第四腰椎处较为狭小。

从椎管的结构我们不难看出：椎管是保护脊髓的一道强有力的屏障，一旦椎管受损，必然引发很多疾病。例如，最常见的椎管狭窄，最容易发生在颈部、胸部和腰部这3个部位，也就是我们通常所说的颈椎管狭窄、胸椎管狭窄和腰椎管狭窄。

椎间盘是神秘的人体减震器

椎间盘是位于两个脊椎骨之间的一种软体组织，像弹性软垫。在人体脊柱上，这种"软垫"一共有23个，主要由以下三部分组成。

髓核	在椎间盘的中心部位，有一种能够流动的黏弹性物质，就像果冻一样，称为髓核。髓核里80%是水分，其余则是胶原纤维和酸性粘多糖。这些物质可以通过本身弹性收缩的特点来吸收外来的冲击力，并通过在纤维环中轻微的移动来调整椎间关节的三维运动，从而达到身体受力的平衡。
纤维环	在髓核周围，有一个密闭的圈环组织，称为纤维环。与髓核一样，纤维环也属于黏弹性物质，但是它具有比较强的坚韧性，既可以加强椎间盘的负载能力，又可以很好地保护髓核组织与椎间盘的中心，进而保持其张力状态。
软骨板	在髓核和纤维环的上下两端，有一种透明的软骨板，通过它，椎间盘与椎体上下相连。

从本质上来讲，椎间盘是连接两个椎体的弹性关节，就好比一个轴承结构，而其中的髓核组织就像轴承里面的滚珠。当然，椎间盘要比我们常见的机械轴承巧妙得多，因为它不仅具有万向轮的灵活性，还能在承受压力负荷的同时具有弹性缓冲的作用。

椎间盘的这种特殊而巧妙的结构，就像我们平时所坐的摇椅一样，可以前后左右摇摆，从而使脊椎灵活地转动。同时，由于椎间盘具有吸收身体重量和冲击力的特性，我们在行走或跑跳时才感觉不到椎体之间互相碰撞或摩擦的疼痛。体操运动员从空中落地时，正是由于脊柱中这些具有减震作用的椎间盘，才得以安全站稳，不至于受伤。如果脊柱中没有这23个椎间盘，就算脊柱再强壮，也支撑不住身体的重量。

椎间关节是掌控脊椎和全身活动的枢纽

椎间关节又称为后关节或骨突关节，由相邻上位椎骨的下关节突与下位椎骨的上关节突的关节面构成。

在人体的脊柱上，从第二颈椎至第一骶椎，每两个相邻的脊椎骨间各有一个椎间关节。椎间关节属于滑膜关节，关节面覆有关节软骨，关节囊附于关节软骨的周缘。由于脊柱上各部分椎间关节面的朝向不同，各部分脊椎也具有不同的运动功能。

在颈部，除了第一颈椎与第二颈椎之间的关节面呈水平位，其余颈椎之间的关节面都与水平面呈45°夹角，并与额状面（即解剖学上将人体分为前后两部分的纵切面）平行，两侧椎间关节联合活动，可以做前屈、后伸、侧屈和旋转运动。

胸椎部分的关节面与水平面呈60°夹角，与额状面呈20°夹角，可做侧屈、旋转和少许的屈伸运动。

而腰椎部分的关节面则与水平面呈直角，与额状面呈45°夹角，可做前屈、后伸和侧屈运动，但是几乎不能旋转。

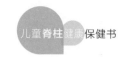

当然，这个标准并不是一成不变的，有时候对于个体之间甚至是同一个人来讲，关节面的朝向也会有一定的差异。

那么藏在人体脊柱中的这些椎间关节的作用到底是什么呢？

椎间关节的主要功能是控制椎体以及脊椎的运动方向，当然也兼有负荷的作用。所以如果脊椎的前凸过深，躯体中心后移，那么椎间关节就不得不扮演大部分负荷和运动导向的双重角色。而在前凸的顶点处，正好是椎间关节承重负荷最大的位置，因此更容易出现承重状态下的旋转扭力，进而造成损伤。颈椎和腰椎的生理曲度都是前凸的，所以在这两部分的中段都比较容易出现椎间关节损伤。

此外，如果由于脊椎所受的超大负荷或者其他病理因素而导致颈椎和腰椎的生理曲度前凸度过大，就很可能由于椎间关节载荷的过分增加而加速关节的退变、劳损和增生，造成椎管或椎间孔狭窄等结构变化。

现代化的生活导致很多人在学习和工作中养成了许多不良的行为习惯，如四肢不勤、以车代步、长期错误的姿势等，最后导致了脊椎严重失衡，正处在发育阶段的青少年的脊椎失衡情况更为严重。很多疾病都与椎间关节错位有关，一块小小的椎体错位，就很有可能导致一段脊椎曲度的改变，而一段脊椎曲度的改变就可能导致整个脊柱变形。

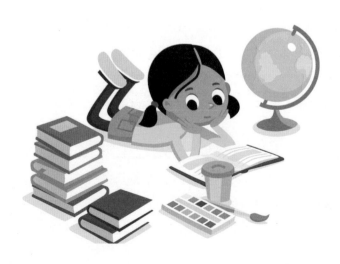

关于脊柱与经络的那些是是非非

传统医学认为：经络是运行气血、联系脏腑、体表以及全身各处的通道，是人体功能的调控系统。在中医理论中，经络被分为经脉和络脉两大类。经脉是经络系统中的主要路径，存在于机体内部，贯穿上下，沟通内外；络脉主要是指从经脉这条"主路"上分出的"辅路"，存在于机体表面，遍布全身各处。

人体内统管经脉的一条非常重要的脉络叫督脉。督脉是在脊柱里循行的，起始于小腹内，向下出于会阴部，向上一直到达项后风府穴，进入脑部，上行头顶，随即沿前额下行到鼻柱部，止于上齿龈。督脉的这条循行路线很直观，在脊柱内可谓一线贯穿，与脊柱一样处于统帅人体全身的关键位置。

按照传统的中医理论，人体可分为奇经八脉和十二正经。十二正经又称为十二经脉，是人体经络系统的主体，它和奇经八脉共同构成二十条经脉，相辅相成，分管着全身上下。而这些经脉就在脊柱里汇集着，全部由循行于脊柱里的那根督脉统管着，因此，督脉是总督一身之阳气的干道，是人体健康的根本。由于督脉是藏在人体的脊柱里的，因此一旦脊柱出现损伤病变，就会深深影响到督脉，导致其正气不足、经络不通、阴阳失调，此时病邪就会趁机而入，从而引发疼痛。

当然，除了督脉，还有一条叫作"足太阳膀胱经"的经络与相应的穴位和人体的脊柱有着密不可分的联系。足太阳膀胱经是人体十二经脉之一，主要位于脊柱的两侧，与背俞穴一起构成了人体脏腑之气的疏通出入之处。某一穴位与相对应的脏腑在生理功能、病理变化方面有着密切的联系，不仅能反映出脏腑的变化，而且可以用于治疗各类脏腑疾病。

人体的一切感觉和运动都是在神经的支配下进行的，而人体的神经系统按其功能可分为三大类，即感觉神经、运动神经和自主神经。感觉神经主要负责视觉、嗅觉、痛觉等的传导；运动神经主要支配肢体的运动；自主神经是专门支配人体所有内脏工作的，如心脏的跳动、肠胃的蠕动、血管的收缩舒张等，所以自主神经又称"生命维持神经"。

自主神经是从脊椎骨中的脊髓发出的。在脊椎骨及其两侧的脏腑附近，存在着相应脏腑的神经敏感点。这些神经敏感点与相对应的脏腑在生理功能、病理变化方面存在着密切的联系，刺激这些神经敏感点，可以调节相应的脏腑功能。

足太阳膀胱经和背俞穴在人体中所处的位置以及与人体内脏器官的关系，和自主神经系统及其神经敏感点有相似之处，而自主神经及其神经敏感点又和脊柱有着密不可分的联系，所以足太阳膀胱经和背俞穴与脊柱之间的关系也是十分密切的。

人体的一些很重要的经脉与穴位都和脊柱这根人体的"顶梁柱"有着千丝万缕的联系。除了背俞穴，夹脊穴与脊柱的关系也很"友好"。

夹脊穴在人体的背腰部第一胸椎至第五腰椎棘突下两侧，每侧各有17个穴位，共有34个穴位，而这个位置也正好位于督脉和足太阳膀胱经的中间，属于两者经气外延重叠覆盖的地方。因此，夹脊穴与督脉和足太阳膀胱经的关系非常密切，它不仅具有调控督脉和足太阳膀胱经的枢纽作用，而且经过刺激后还能有效治疗人体某些内脏方面的疾病。例如，捏脊疗法，用两只手沿着孩子脊柱的两侧，从尾骶部开始，由下而上连续地挟提肌肤，并边捏边向前推进，一直捏到孩子的项枕部为止，不仅可以为孩子疏通全身的经络，调整阴阳，促进其气血运行，而且还能大大提高孩子的脏腑功能，增强机体抗病能力。

除了捏脊疗法，在我国传统医学中，还有很多方法能够对背俞穴、夹脊穴、督脉以及足太阳膀胱经进行刺激，借以治疗某些疑难杂症，如点穴、拔罐、艾灸、针刺或中药膏贴等，这些方法都直接或间接地作用于人体脊柱区的肌肉、骨骼和神经系统，可以使气血通畅，恢复脊椎骨关节的正常位置，恢复脊神经的正常信息传递功能，以达到调理脏腑气血、疏通瘀滞、平衡阴阳的效果。

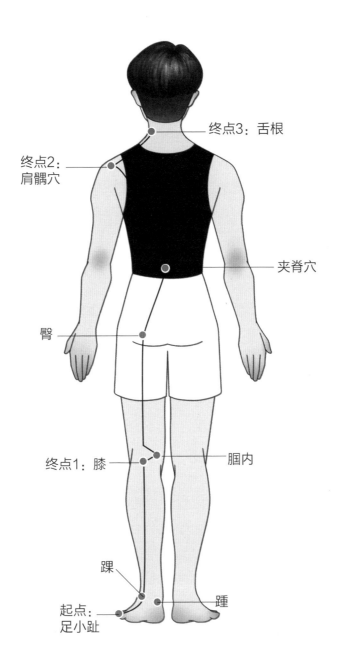

终点3：舌根

终点2：
肩髃穴

夹脊穴

臀

终点1：膝

腘内

踝

踵

起点：
足小趾

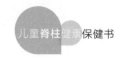

儿童脊柱的**特点**

新生儿的脊柱从侧面看，几乎是直的，没有成人特有的弯曲；当小儿开始抬头时（出生后2~3个月），颈椎就会开始前凸；当小儿能坐时（出生后6~7个月），颈椎就会开始后凸；当小儿开始站立及行走时（1岁左右），腰椎就会开始前凸。最初这些弯曲是不恒定的，当小儿仰卧时仍可伸平。小儿的两块脊椎骨之间，软骨层特别发达，所以如果体位不正或长时间一侧扩张，就会引起脊柱变形。当患有佝偻病时，坐位常出现脊柱呈弧形后凸，应及早治愈。因此，为了防治脊柱发育畸形，应注意让小儿保持正确的姿势，避免脊柱长期负重。

幼儿时期：自然成长，注意异常

学龄前阶段是脊柱发育的重要时期，最为主要的特征就是生理曲度的建立。在生理曲度建立的过程中，容易出现脊柱异常曲度（曲度反向或侧弯）的情况。在此阶段，家长要善于观察，及早发现异常。在此阶段进行纠正相对容易，办法也有很多。

> **可在给孩子洗澡时观察：**
>
> 孩子的头颈是否歪斜？双肩是否高低不一致？用中指的指腹沿脊柱的后背棘突尖向下一节节检查棘突是否在一条直线上，如果发现不对称、不一致等现象，很有可能是特发性脊柱侧弯的前兆。
>
> 不要让婴幼儿坐得过早，过早地让婴幼儿长时间坐立，容易因软弱的脊柱难以承担压力而造成脊柱侧弯。因此，家长要细心观察孩子在生长发育过程中的身体的不对称现象或姿势不协调的情况，一旦发现应及时就诊。

少年时期：纠偏扶正，早期调整

少年时期仍然是脊柱发育的重要时期，应当注意良好姿态的养成，包括坐、卧、立、行基本姿态的习惯养成。尤其是在上小学三四年级之前，一定要经常检查脊柱是否发生侧弯，及早发现、尽早治疗是关键。还要注意的是，现今中小学生课业负担很重，经常伏案学习，很容易出现颈椎和腰椎疾病。少年时期的颈椎和腰椎疾病的表现与成年后有所不同，其中颈椎大多没有明显的损伤史，只有疲劳姿态病史，有的孩子可能只是经常说头疼、头晕，此时要注意颈椎问题。腰椎问题则大多与运动有关，要特别注意少儿型腰椎间盘突出症的发生。

青年时期：作息规律，运动休闲

从脊柱退变角度讲，18～35周岁这个阶段应该属于青年时期。然而在这个阶段，大家在社会上充当着不同的角色，由于各种复杂的因素，心理压力会很大，也非常容易出现意外损伤和疲劳损伤，同时也容易出现颈椎和腰椎疾病，要注意劳逸结合，规律锻炼，增强体质。

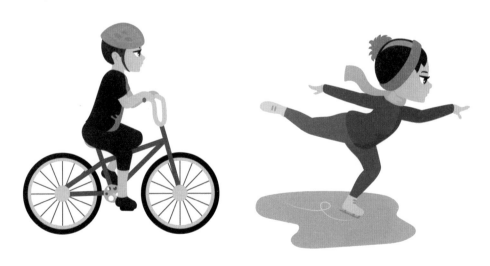

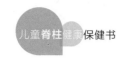

脊柱不正的**10种体型**

头围过大

头围是指头部凸起位置的最大圆周长度。头围过大的人由于头部较重，头部会习惯性地向前倾。此时，肩部为了补偿头部前倾所造成的不平衡，可能会自然地后屈。头围过大的人大多有头部经常前倾的生理性习惯，这会造成第六、第七颈椎突出，进而压迫神经、血管，导致肩颈疼痛，甚至出现头晕、头痛等症状。肩颈部和肩胛骨周围的肌肉被拉伸且长期处于紧张状态，周围会变得僵硬疼痛。头围过大的人更要注意在日常生活中保持良好的姿态，感到疲劳时适当休息，注意对颈椎的保养，避免患颈椎疾病。

古代人认为头大是聪明的特征，但实际上，一个人是否聪明和头的大小并没有必然的联系。研究证明，人的大脑有很大的潜力，普通人一生对大脑的开发不超过3%。可以说，在一般情况下，一个人是否聪明，是他自己开发出来的。只要勤用脑，多学习、多思考，智力就能得到很好的开发，否则会变得迟钝。

头（颅）骨不正

很多人的头会无意识地歪向一边，这种人通常是头（颅）骨不正。头（颅）骨不正是指头（颅）的两边发育不对称，如一边大一边小、一边高一边低等，为了保持平衡，头部经常出现摇晃动作，面颅骨显得歪斜。头（颅）骨不正不仅影响美观，而且会引起一些疾病，如颅骨关节面突出、偏头痛、眩晕、口眼歪斜等。因此，我们在日常生活中一定要注意头（颅）骨不正这一问题，不要偏头耸肩，谈话、看书时要正面注视，以使脊柱处于自然直立的状态。一旦有头（颅）骨不正这一症状，可以通过按摩来矫正，但如果是先天性头（颅）骨不正，则需要通过手术来治疗。

- 头（颅）骨不正多是在婴儿期形成的。
- 胎位不正，胎儿头部受子宫的压力挤压，引起头骨变形。
- 双胞胎或多胞胎为了争夺生长空间，头部相互挤压，造成头（颅）骨不正。
- 用真空吸引、产钳手法引产时，造成新生儿头部血肿。新生儿侧向血肿的另一侧睡，形成歪斜头。
- 新生儿常用同一个体位躺卧，使头型不正。
- 孕妈妈营养不足或子宫内感染，导致婴儿先天性发育不良，造成畸形头或脑积水；孕妈妈孕后期或宝宝出生后没有及时补充维生素D，宝宝会因缺乏维生素D而患佝偻病，引起头颅畸形。

家长在婴儿出生后3个月之内可通过对睡姿的调整或枕头的选择以及营养的补充等方式来对头（颅）骨不正进行矫正，孩子长大后再矫正，难度就比较大了。

长颈型

很多人都以颈部长为美，但若颈部太长，不仅影响美观，而且会给人的生活带来不便。颈部长的人喜欢用手托腮，喜欢趴在床上睡或侧身睡，头和身体会生理性地习惯前倾。颈部的中间部位，即第三颈椎、第四颈椎、第五颈椎容易前凸，造成下巴前倾。

颈部长的人颈部活动往往更活跃，但因为人的颈部本身很脆弱，颈部越长可能受到的伤害就越多。例如，颈部在频繁的旋转活动中易发生错位；长期用手托腮，颈部向一侧弯曲，容易造成颈椎侧弯；颈部的血管一旦弯曲

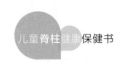

或受到挤压，脑部更容易缺血缺氧，进而造成记忆力下降、语言表达出现问题、行动力欠缺的症状。

短颈型

颈部短给人一种头缩在肩膀上的感觉，自然不是很美观，但颈部短的人走路时喜欢头部上扬，身体挺直。颈部短的人在做颈部的弯曲动作时，可能不那么灵活，可以想象一下，颈部长的人几乎不用低头就可以看到掉在脚边的东西，而颈部短的人可能需要借助弯腰动作才能看到。

当颈部被要求达到一个较大的弯曲度时，颈椎的扩张程度相对要大得多，久而久之，颈部短的人更容易患颈椎管狭窄等颈椎疾病，脑部供血就会出现问题。由于颈部短，颈椎根部与胸椎上端长期承受压力，也更容易产生病变。

有一种说法是"脖子短，寿命短"，这种说法没有科学依据。人是否长寿和颈部长短没有关系。有的人颈部短，不是真的短，而是因为肥胖，颈部变粗，所以显得短。而肥胖会影响健康长寿，则是有科学依据的。

粗颈型

许多进行力量训练的人，如健美运动员、举重运动员等，颈部通常很粗。颈部粗的人一般反应慢且声音低沉，由于头部压力大，容易产生肩背疼痛的问题。

有些人认为"粗脖子"是缺碘造成的，其实这是一种片面的说法。"粗脖子"不一定都是缺碘造成的，如果盲目补碘，有可能适得其反。颈部气管前下方有甲状腺，它合成分泌的甲状腺激素直接参与体内钙、磷代谢，是人体代谢中重要的激素。这个合成过程以体内的碘为原料，如果人体缺碘就会引起甲状腺激素合成减少，脑垂体会补充性地加强促进甲状腺分泌的功能，如果甲状腺长期受到这种刺激，就会使腺体逐渐增大，颈部就会变粗，成为

"粗脖子"。这种"粗脖子"是由于缺碘造成的，应该补碘。

但是，体内含碘过高也会导致"粗脖子"。长期服用含碘高的海产品及井水，会发生高碘性甲状腺肿，形成"粗脖子"，这种情况不应补碘。

宽骨盆型（臀部松弛）

这种体型大多是由久坐、缺少体育锻炼而导致的，骨盆较宽，臀部松弛，下半身看起来厚重，走路慢，走路时臀部摇晃。臀部一旦松弛，由于骨盆处没有起牵引作用的韧带组织，所以髋关节容易发炎，臀肌大多下垂，腰部常因劳损而疼痛。

调整臀部松弛的关键在于有意识地加强运动。多爬楼梯是个不错的方法，抬高腿，用整个脚掌踏每一节台阶，下楼时脚尖先着地，之后整个脚掌着地。或者找一把椅子，扶着椅背，一只脚站直，另一只脚在空中向后伸展，坚持2秒钟左右再放下，重复10~15次，之后换一只脚进行重复的动作。反复这样做，可以起到提臀的效果。

骨盆后倾下滑型（臀部扁平）

这种体型的人由于重心在臀下部，所以走路的时候容易跌倒，可能会出现长短脚和高低肩的症状。如果造成了脊柱侧弯，可能会引起坐骨神经痛；重心下移容易导致膝关节发炎；女性的生理周期也可能出现不规律的情况。

正确的坐姿会使臀部翘起，而长时间的错误坐姿会让脊柱尾部承受很大的压力，导致臀部血液循环不良。长时间站立会导致血液回流困难，臀部供血不足，新陈代谢缓慢；肥胖或不运动也会使臀部下垂；长时间穿高跟鞋会让骨盆前倾，臀部出现下垂；经常坐着，不运动，臀部肌肉容易老化，造成臀部扁平下滑。

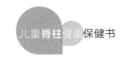

小骨盆型（骨盆上翘）

这种体型的人，骨盆小，骨盆上翘，臀部凸凹有致，臀部肌肉比较发达，因此能久站久坐，动作十分敏捷，站立时也是身体挺直，看上去很精神。

虽然大多小骨盆的人久坐不会伤及腰椎和骨盆，但久坐对背部仍然有较大的伤害，一般易患有背痛或骨盆外翻的症状。

上身长、腿短型

人体上下身的黄金比例是0.618，当然，这只是理想状态。上身长的人往往头重脚轻，大小腿较粗，也有的是大小腿一胖一瘦，这种体型的人坐下时，上背容易前倾。上身重，横膈肌升降不易，呼吸短促，容易导致胸闷，心肺神经易受压迫，有时候会出现不明原因的心脏病，容易导致肩胛骨外翻变形。下肢承压较大，容易出现血液循环不良和静脉曲张的症状。由于上身较重，坐下时长期压迫骨盆，会造成骨盆腔外扩或出现肌瘤。

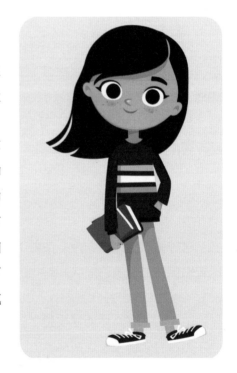

上身短、腿长型

这种体型的人由于上身较短，所以上身动作较为灵活，但因弯腰时椎间盘弯曲的程度较大，椎间盘容易退化。又由于下肢承压太轻，膝盖处容易骨质疏松。并且易劳累，易出现失眠和肝病问题。走路的时候，习惯走三七步，把30%的体重落在前脚，70%的体重落在后脚，两脚一前一后呈"L"形。由于走路习惯问题，可能会引发大腿股骨旋转、坐骨神经痛、长短脚、习惯性扭伤、跚外翻、足弓肌膜炎等疾病。

现在的孩子，由于营养的极大丰富以及成长环境的极大改善，身高比老一代人有明显的增长。但孩子在成长的过程中，依然面临着一些挑战和诱惑，例如，孩子喜欢长时间坐卧在沙发上看动画片，以不正当的姿势玩电脑游戏，等等。此外，学校的桌椅从小学到大学几乎是同样的高度，没有根据学生的身高变化做调整，这种情况对孩子的脊柱发育也是一种潜在的威胁。

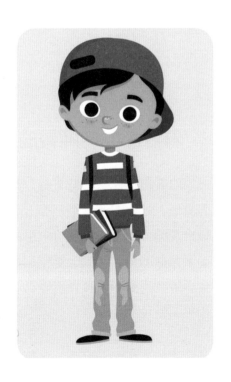

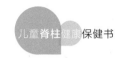

简单判断孩子的脊柱
是否出了问题

看左右肩部高度

人的肩形不一样，有些人的肩比较方，有些人的肩比较塌，但两侧肩线应该是对称的。如果肩线对称，说明胸段脊柱没有问题。如果出现了明显的"一肩高、一肩低"，就可能是脊柱侧弯的表现。

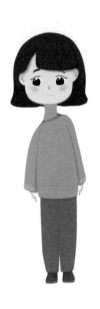

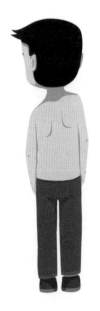

看背部、肩胛骨的平整度

如果儿童脊柱出现问题，将导致两侧的肩胛骨有高有低，且不在同一个平面上。胸椎一旦出现侧弯，颈椎及胸椎附着的肌肉将产生失衡，引起颈曲紊乱。如果颈曲的肩胛提肌、斜方肌及两侧斜角肌不对称，会导致胸廓变形、锁骨不等高、两侧肩胛骨不在同一个平面等问题。

从背后看两侧腰线

如果腰段脊柱出现侧弯，一端的腰际线会加大，而另一端的腰际线会消失。

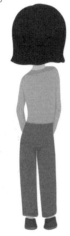

看走路

如果孩子走路时经常出现身体不平衡、走路姿势不稳、呼吸不畅等情况，就要考虑可能出现脊柱畸形了。

看坐姿

儿童脊柱侧弯的早期症状都会体现在坐姿不正常上，因为通常都是脊柱侧弯在前，姿势不正在后，家长一定要引起注意。

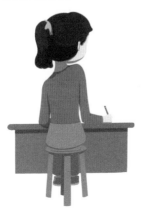

看身高

孩子一旦出现了脊柱侧弯，往往会导致其个子矮小甚至不长个儿的情况。

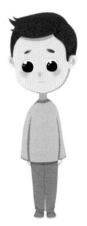

这些伤脊柱的姿势**要避免**

儿童青少年时期，由于活泼好动，关节又相对柔软，脊柱形状最容易发生异常位移。以往属于中老年疾病的脊椎病，如今呈现明显的年轻化趋势，其原因在于孩子没有养成良好的生活习惯，存在太多伤害脊柱的陋习。儿童青少年正处于生长发育的关键时期，应改变陋习，保护脊柱，具体应避免出现以下几种情况。

书包过重

双肩书包如果太重的话，身体前倾得太厉害，就会导致负重线改变，孩子的脊柱可能向前弯曲，从而影响其形体。太重的单肩书包会造成脊柱侧弯，严重危害儿童青少年的身体健康。其实，适当的书包重量为2千克左右，要注意及时清理书包，只在书包里放必要的书籍和文具即可。

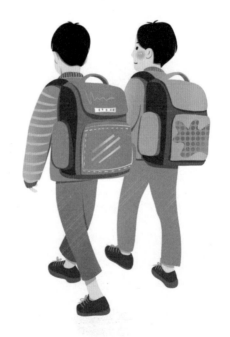

伏案写作业

孩子课业繁重，长期伏案写作业，再加上书包过重，超过了颈椎的承受能力，会导致颈椎侧弯。其实写作业时只要挺直身体，不要趴在桌子上，就可以预防颈柱侧弯，也会缓解疲劳。

低头走路

很多孩子喜欢低着头走路，一方面是由于书包比较重，肩背部有压迫感；另一方面是因为长期如此，不加注意，最终形成习惯。这个习惯是要不得的，低头走路很容易出现驼背，而长期弯腰驼背会破坏脊柱的正常生理结构，不仅会影响孩子长高，严重的还会导致脊柱发生病变。抬头挺胸的行走姿势不仅可以拥有健康的脊柱，还可以增强自信心，积极地享受生活。

沉溺于电脑游戏

很多孩子沉溺于电脑游戏不能自拔，这对脊柱的健康是非常不利的。有一项关于高中生的调查显示，每天读书超过8小时者，有脊柱侧弯情形的仅占24.4%；每天使用电脑超过4小时者，有脊柱侧弯情形的却占81.6%。

电脑在人们的生活中已经普及了，尤其是现在，孩子使用电脑上网课的情况越来越多，让孩子不碰电脑是不可能的事情。因此，要保护孩子的脊柱健康，就要严格控制其上网、玩电脑游戏的时间，即使用电脑学习，也要使脊柱保持正确的姿势。使用电脑时应遵循以下4个原则。

- 使用电脑时，可选择靠背高度合适（从臀部至枕骨）且有扶手的椅子，最好使整个臀部坐满座椅，使背部靠到椅背上，维持背部挺直。
- 平均1小时左右站起来伸展一下四肢。
- 将电脑屏幕放在视线前方，最好将其垫高一点儿，能够平视为最佳，也可仰视，这样可避免颈部歪斜进而造成肩颈酸痛。
- 坐的时候不要跷脚，双脚可前后交错放，以便长时间维持坐姿。

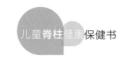

久坐沙发

现在人们的生活条件好了，几乎家家都有沙发。坐沙发是很舒服，但沙发坐久了很容易出现脊柱病变，最常见的问题就是胸椎关节错位。除了会有"假冠心病"的症状，还会出现背部酸痛、颈痛，有时前胸部一侧还会出现酸痛，在转头、转身或者咳嗽的时候，疼痛会明显加重。

经常久坐沙发或睡沙发对儿童青少年的身体影响更大，因为儿童青少年的骨骼正处在发育期，比较柔软，有一定的可塑性，胸椎很容易发生变形。有人做过统计，长期在沙发上睡觉的儿童青少年，有脊柱畸形症状的达到了60%，可见其危害有多大。

另外，久坐沙发也会给腰椎带来一定的危害。因为沙发很柔软，人坐在上面的时候，身体重心的支撑点欠稳定，常随着沙发内弹簧的弹性而晃动。这时人就会时不时有意无意地挪动身体，以求得身体重心的平衡与稳定。沙发坐得久了，频繁的体位变动容易使腰椎椎间关节发生错位，进而导致腰部疲倦无力。

因此，学习、工作累了的时候，最好躺在床上休息，或者在选购沙发时选硬一些的沙发。

躺着看书

看书可以让我们的眼界更加开阔，但躺着看书并不可取，尤其是身体正在发育的儿童青少年，躺着看书不仅对视力不好，还很容易患上颈椎病。

人的脊柱有4个生理弯曲，颈椎是向前凸的。如果我们经常躺着看书，原本向前凸的颈椎会慢慢变直，或反方向弯曲，我们称之为"颈椎反弓"。前面讲过的长期低头走路也会造成这种情况。

当我们躺着看书时，颈部会向前屈，这样会导致颈椎后纵韧带、黄韧带、棘间韧带和棘上韧带都处于紧张状态，并累及所属肌肉或相关肌群出现过度肌紧张。此时上位椎骨下关节突会滑至下位椎骨上关节突的上部，造成关节面错开、关节囊紧张。同时，本应靠仰卧获得放松、复原的椎间盘，因颈部前屈而使其前部受到挤压，髓核后移，纤维环受到牵拉。长期如此会使软组织损伤，进而加快椎骨、椎间盘及周围软组织的退变进程，最终会因脊髓、神经根、椎动脉受压而出现颈椎问题。

因此，我们要改掉躺着看书的毛病。最好是在书桌前看书，并保持正确的坐姿，即上身端正，胸部稍稍挺起，用手把书举起来，眼睛平视，以减轻肌肉疲劳。如果非要在床上看书，也别超过15分钟，并且用一条腿弯曲、另一条腿伸直的姿势，每隔两三分钟交换一下双腿，避免让身体的受力点集中在骨盆或腰椎的一个点上。

躺着看电视

不论成年人还是孩子，很多人都很喜欢仰靠在沙发或者床上看电视。尤其是天冷的时候，很多人更是喜欢钻进被窝里看电视，有的人侧卧着身子看，有的人靠在枕头上看，这些姿势极易引发颈椎病。

人在躺着看电视的时候，躯体活动会相应地减少，头部窝在枕头上，颈部屈曲严重，尤其是当被电视中的故事情节吸引时，头部就会不知不觉长时间保持一个姿势，颈椎也会同样处于一种紧张的僵直状态，这样会使颈部肌肉疲劳僵硬。当头部转动时，肌肉应答能力就会减弱，导致关节错缝、肌肉扭伤，诱发颈椎疾病，严重的还会出现关节脱位。因此，我们绝对不要贪图舒服而躺着看电视，而是采取坐姿，并且每隔一段时间就活动一下颈部，变换一下姿势，预防颈椎病的发生。

看电视是人们娱乐的方式之一，不看电视是不可能的事情，只是一定要避免颈椎和腰椎受到伤害。

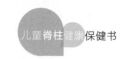

看电视时应注意以下4点。

- 电视机的高度要适当，即电视机屏幕的高度应与人的视线平行。电视机过高或过低都会造成观看者的脊柱弯曲度改变，使颈椎和腰椎周围肌肉紧张，肌力分布不正常。
- 看电视时，应经常调整身体的姿势。当观看时间较长时，最好起身做一些腰部运动，以缓解腰部疲劳。
- 采用一些辅助性措施，如腰部垫枕、用脚凳垫着下肢等，以保持腰部的自然位置，避免腰部过度紧张。
- 看电视的时间不要过长。

盲目节食减肥

现在的孩子每天接触的信息极多，又缺乏一定的辨别能力，容易受到一些错误的、单一的审美观的影响，盲目追求以瘦为美。有些女孩子为了拥有苗条的身材，就盲目节食减肥，控制对各种食物的摄入，长期如此，体形虽然会变得非常苗条，但由于身体生长所需要的各种营养物质的缺乏，身体会出现一些不正常的现象。

我们不应推崇以瘦为美，而应追求一种健康美。"节食+药物"的减肥方式往往会打乱人的正常的饮食结构与饮食平衡，使人体营养不良；只吃蔬菜和水果等粗纤维食物，很容易造成钙质吸收障碍，身体为了最大限度地保护自己，只好无奈地动用自身的存储，使包裹在脂肪中的腰椎在短时间内压力加重，导致骨质疏松症状，进而引起腰椎间盘突出症。

一味地追求身材苗条只会适得其反。如果孩子在突然之间对自己的身材产生怀疑，想节食减肥，家长应该加以重视，及时帮助孩子调整心态。如果孩子确实是体重偏重或是肥胖，应该帮助孩子选择科学、健康、合理的瘦身方式。

脊柱的生理弯曲是女性形体美的生理基础。女性脊柱如果出了问题，会造成颈背部僵硬，抬不起头来；胸部不挺，含胸扣肩，即便是再丰满的乳房也会黯然失色；胸椎侧弯，两肩就会高低不一；腰椎向前挺不起来，自然容易弯腰驼背；坐姿不正确，无形中将脂肪堆积在胃脘部、下腹部和双侧胯部，这样的体态根本谈不上美。

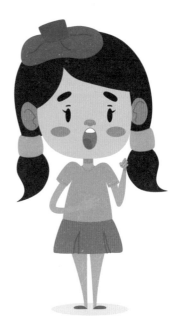

而对男性而言，如果没有一个挺拔的姿态，不仅缺乏男子汉气概，就连基本的精气神都没有，和英俊潇洒更沾不上边。

因此，要给孩子灌输正确的审美理念，先有健康的整体身形，才有细节上的曲度线条，不可舍本逐末，将塑身美体的概念仅仅放在体重和力度上。如果一个人拥有一个健康的脊柱、健康的生活习惯，进而拥有舒适愉悦的心情，整个人的气质就能由内而外散发出来，从而展现出迷人的风采。

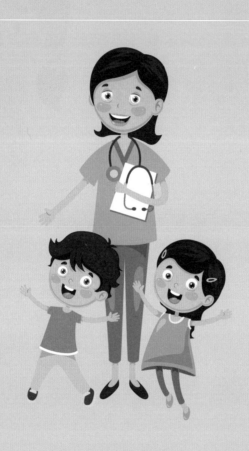

第 2 章

多管齐下，•————→
保护孩子的脊柱

　　脊柱的健康除了先天的良好发育，也离不开生活中的保养。对孩子来说，保护脊柱的方法有很多种，且需要在家长的帮助下完成。本章主要从饮食调养、捏脊疗法、经穴推拿、生活细节等几个方面，介绍实用的保养脊柱的方法。

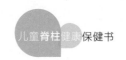
饮食调养，守护儿童**脊柱健康**

儿童脊柱健康的饮食原则

● **三餐合理，进餐规律**

儿童一日三餐的时间应相对固定，做到定时定量，进餐时细嚼慢咽。早餐提供的能量占全天总能量的25%~30%，午餐占30%~40%，晚餐占30%~35%。

每天吃早餐，并保证早餐的营养充足。可结合本地的饮食习惯，丰富早餐品种，保证早餐的营养质量。一顿营养充足的早餐至少要包括以下4类食物。

 谷类及薯类食物，如馒头、面包、米饭、红薯、土豆等。

 鱼禽肉蛋等食物，如鸡蛋、猪肉、牛肉、鸡肉等。

 奶及其制品、豆类及其制品，如牛奶、酸奶、豆浆等。

 新鲜蔬菜水果，如菠菜、西红柿、黄瓜、苹果、梨、香蕉等。

午餐在一天中起着承上启下的作用，要吃饱吃好，在有条件的情况下，提倡吃"营养午餐"。晚餐要适量，保证营养丰富的同时，尽量不要吃太饱。

● **谷类食物必不可少**

谷类食物分为全谷物和精制谷物。所有谷类的谷粒都包括3个部分：胚乳、胚芽和糠皮。在加工过程中不去除胚芽和糠皮，就是全谷类，如糙米、荞麦、燕麦、玉米、全麦面包；在加工过程中去除了胚芽和糠皮，就是精制谷物，如玉米面包、白面包、面条、米饭和饼干等。由于谷类中的维生素、矿物质、纤维素及油脂大多存在于糠皮和胚芽中，因此，家长在给孩子吃谷类食物时不应全部选择精米、精面类食物，也要适当加入全谷类。谷类食物中含有帮助消化的纤维素和提供能量的碳水化合物，此外，谷类食物中还含有丰富的B族维生素，有些强化速食麦片能提供一天所需的多种维生素和矿物质。

● 肉类和豆类要适量

这一类指的是所有能提供蛋白质的食物，包括肉类、豆类、鱼类、蛋类以及坚果，这些食物能为孩子提供丰富的铁、锌和部分B族维生素。我国学龄前儿童铁的推荐摄入量为每天12毫克，锌的推荐摄入量与铁相同，碘的推荐摄入量为每天50微克。我国农村还有相当数量的学龄前儿童平均动物性食物的摄入量很低，应适当增加，而城市中的有些孩子膳食中优质蛋白的比例已满足需要甚至过多，如果孩子主要吃猪肉，建议调整肉食结构，适当增加鱼、禽类，推荐摄入量为每天30～50克，最好经常变换种类。豆类食物富含蛋白质和多种不饱和脂肪酸，营养价值很高，如果孩子因为有豆腥味不喜欢吃，可以在烹调过程中采取适当的方法去除豆腥味，例如，将大豆磨成粉后与面粉掺和制作成糕饼，在炒黄豆前用凉盐水把豆子洗一下，等等。同时，要向孩子解释吃豆类食物的好处，但注意不要逼孩子吃，以免使孩子产生逆反情绪。此外，也可以选择豆制品（如豆腐、豆浆、豆芽等）给孩子吃。

儿童饮食中的脂肪结构应该和成人的差不多，也就是说，总热量中来自脂肪的热量不能超过35％，所以家长应该尽量限制孩子对黄油和人造黄

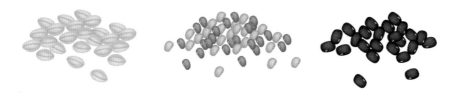

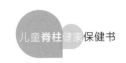

油等脂肪的摄入。此外，别让甜食把孩子的胃塞满，要让孩子尽可能地多
吃健康营养的食物。

● 奶类要适量

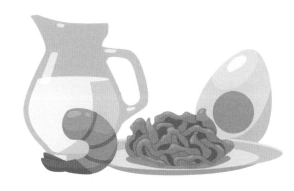

多数奶制品都富含
可强化牙齿和骨骼的钙
质，吸收率高，是儿童
最理想的钙源。每天喝
300~600毫升牛奶，就
能保证孩子的钙摄入量达
到适宜水平。奶制品还是
很好的蛋白质来源，如果
孩子不喜欢吃肉，多吃奶制品也可以补充蛋白质。

给孩子选择牛奶时，特别注意不要用含乳饮料来代替液态奶。含乳饮
料不是奶，而是低蛋白、低钙和高糖以及添加了多种添加剂的饮品。选择
的时候要先看产品包装上是否有"饮料"或"含乳饮料"字样；其次看成
分表，液态奶的成分表上只有纯鲜牛奶一种，而含乳饮料的首要成分则是
纯净水；最后通过看蛋白质含量也能区分含乳饮料和液态奶，液态奶的蛋
白质含量为2.3%~2.9%或2.9%以上，含乳饮料则是由奶粉、水、糖、香精、
增稠剂及其他配料制成的。

● 鼓励孩子多吃蔬菜和水果

蔬菜富含膳食纤维、维生素C、维生素A和钾。此外，大多数蔬菜还含
有抗氧化物质，这些抗氧化物质可降低患癌症和心脏病的风险。给孩子做
饭时，应注意将蔬菜切小、切细，方便孩子咀嚼和吞咽。同时，还要注意
蔬菜品种、颜色和口味应经常变化，鼓励孩子多吃蔬菜。蔬菜根据颜色深
浅，可以分为深色蔬菜和浅色蔬菜，深色蔬菜的营养价值一般优于浅色蔬

菜。深色蔬菜指深绿色、红色、橘红色、紫红色蔬菜，富含胡萝卜素，还含有多种色素物质和芳香物质，可以促进食欲，是中国居民膳食维生素A的主要来源。常见的深绿色蔬菜有菠菜、油菜、芹菜、空心菜、西蓝花等；常见的红色、橘红色蔬菜有西红柿、胡萝卜、南瓜等；常见的紫红色蔬菜有红苋菜、紫甘蓝等。

水果能提供大量的膳食纤维、维生素C、维生素A和钾。此外，水果还能补充蔬菜摄入量的不足。水果中的碳水化合物、有机酸和芳香物质比新鲜蔬菜多，而且水果食用前不用加热，其营养成分不受烹调因素的影响。特别需要注意的是，不能用果汁代替水果，因为果汁是水果经压榨去掉残渣而制成的，这些加工过程会使水果的营养成分（如维生素C、膳食纤维等）有所流失。如果孩子要喝果汁，家长最好自制果汁，并且做完后马上让孩子喝掉。

● 为孩子合理选择零食

孩子的零食要选择卫生、营养丰富的食物。水果和能生吃的新鲜蔬菜含有丰富的维生素、矿物质和膳食纤维；奶类、豆类及其制品可提供丰富的蛋白质和钙；坚果，如花生、瓜子、核桃等富含蛋白质、多种不饱和脂肪酸、矿物质和维生素E；谷类和薯类，如全麦面包、麦片、红薯等也可作为零食。油炸、高盐或高糖的食品不宜作为孩子的零食。零食的量以不影响正餐为宜，两餐之间可以吃少量的零食，但不能用零食代替正餐。饭前、饭后30分钟内不宜吃零食，不要在看电视的时候吃零食，也不要边玩边吃零食，睡觉前30分钟不宜吃零食。吃零食后要及时刷牙或漱口。

● 尽量不喝或少喝含糖饮料

多数饮料中含有大量的添加糖，孩子应少喝甚至不喝含糖饮料，更不能用饮料替代饮用水。如果非要喝饮料，最好查看食品标签中的营养成分表，选择"碳水化合物"或"糖"含量低的饮料。

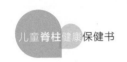
● 养成良好的饮食习惯

学龄前是培养孩子良好饮食行为和习惯的最重要和最关键的阶段。为了帮助学龄前的孩子养成良好的饮食习惯，家长需要注意以下方面。

- 合理安排饮食，一日三餐加1~2次点心，定时、定点、定量用餐。
- 饭前不吃糖果、不饮汽水等。
- 饭前洗手，饭后漱口，吃饭前不做剧烈运动。
- 帮孩子养成自己吃饭的习惯，让孩子自己使用筷、匙，这样既可增加进食的兴趣，又可培养孩子的自信心和独立能力。
- 吃饭时要专心，不要边看电视边吃饭或边玩边吃。
- 不要一次给孩子盛太多的饭菜，先少盛，吃完后再添，以免其养成剩菜、剩饭的习惯。
- 吃饭应细嚼慢咽，但也不能拖延时间，最好能在 30 分钟内吃完；不要急于求成，强迫孩子吃某种不喜欢吃的食物，这样会加深孩子对这种食物的厌恶感。
- 不要吃一口饭喝一口水或经常吃汤泡饭，这样容易稀释消化液，影响消化与吸收。
- 不挑食、不偏食，在许可范围内允许孩子选择食物。
- 不宜用食物作为奖励，避免诱导孩子对某种食物产生偏好。

儿童脊柱健康发育所必需的营养素

● 碳水化合物

碳水化合物不仅能供给身体热量，也是体内一些重要物质的组成部分；碳水化合物还帮助脂肪完成氧化，防止蛋白质损失；神经系统只能依靠碳水化合物供能，碳水化合物对维持神经系统的功能和活动有特殊作用。从膳食中摄入的碳水化合物不足，可导致热能摄入不足，体内蛋白质合成减少，机体生长发育迟缓，体重减轻；如果摄入的碳水化合物过多，则导致热能摄入过多，易造成脂肪积聚过多进而导致肥胖。许多食物含有碳水化合物，如谷类、薯类、杂豆类（除大豆外的其他豆类）等，这些食物除含有大量的碳水化合物外，还含有其他营养素，如蛋白质、矿物质、B 族维生素及膳食纤维等。因此，在安排儿童膳食时，应注意选用谷类、薯类和杂豆类食物，它们既能提供碳水化合物，又能补充其他营养素。

在儿童每日膳食中，碳水化合物推荐的热能摄入量应占总热能的 50% ~ 60%。碳水化合物中的膳食纤维可促进肠道蠕动，防止儿童便秘。

● 蛋白质

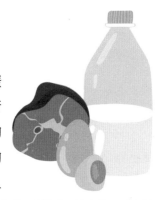

蛋白质是人体细胞的主要成分，人体的肌肉、骨骼、大脑、血液、内脏、神经、毛发等都是由蛋白质组成的。在促进生长发育方面，蛋白质及其衍生物质组成了多种对儿童生长发育起重要作用的激素，还组成了参与骨细胞分化、骨生成、骨的再建和更新等过程的骨矿化结合素、骨钙素、人骨特异生长因子等物质。此外，蛋白质还是维持人体正常免疫功能、神经系统功能所必需的营养素。对儿童来说，动物性蛋白质和大豆类蛋白质的摄入量要占蛋白质总摄入量的1/2，可从鲜奶、鸡蛋、肉、鱼、大豆制品等食物中摄取；其余人体所需的蛋白质可由谷类食物提供。

● 脂肪

脂肪主要供给机体热量，帮助脂溶性维生素吸收，构成人体各脏器、组织的细胞膜。储存在体内的脂肪还能防止体热散失及保护内脏不受损害。体内脂肪由食物内脂肪供给或由摄入的碳水化合物和蛋白质转化而来。儿童正处在生长发育期，需要的热量相对高于成人。在膳食中供给足量的脂肪，可缩小食物的体积，减轻肠胃负担。如果以蛋白质和碳水化合物代替脂肪，那么将增加肠胃负担，甚至导致消化功能紊乱。

如果膳食中缺乏脂肪，儿童往往会出现体重不增、食欲差、易感染、皮肤干燥等症状，甚至还会引起脂溶性维生素缺乏症；如果儿童脂肪摄入过多，特别是饱和脂肪酸摄入过多，体内脂肪就会增加，就会造成肥胖，日后患动脉粥样硬化、冠心病、糖尿病等疾病的风险也会大大增加。

脂肪来源有植物油和动物油两种。植物油中必需脂肪酸含量高，常温下不凝固，容易消化吸收；动物油以饱和脂肪酸为主，含胆固醇较高。儿童每日膳食中脂肪热量的推荐摄入量占总热量的30%～35%。这一范围内的脂肪热量不仅能提供儿童所需的必需脂肪酸，而且有利于脂溶性维生素的吸收。在儿童的膳食中供给的脂肪要适量，因为摄入过量的脂肪会增加脂肪储存，引起肥胖。

● 钙

钙是人体内含量较高的矿物质，占人体体重的1.5%～2%，99%的钙都集中于骨骼中。可以说，钙是强壮骨骼、增加骨密度的养料，孩子能否长高与钙的吸收有着直接的关系。如果一个孩子的钙摄入不

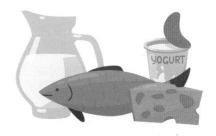

足，骨骼的生长发育就会变慢，形成佝偻病、"X"形腿或"O"形腿。在日常膳食中，乳类含钙量高，易吸收，是儿童膳食钙的良好来源。儿童可食用连皮带骨的小虾、小鱼及一些坚果类，以增加钙的摄入量。豆类、绿色叶菜类也是钙的良好来源。

● 磷

磷存在于人体的每个细胞中，其量居矿物质中的第二位。磷对骨骼生长、牙齿发育、肾功能和神经传导来说都是不可缺少的。钙和磷形成难溶性

盐，使骨与牙齿结构坚固。磷是核酸、磷脂和某些酶的组成成分，可促进生长和组织修复；有助于碳水化合物、脂肪和蛋白质的利用，调节糖原分解，参与能量代谢。磷酸盐能调节维生素D的代谢，维持钙的内环境稳定，在体液的酸碱平衡中起缓冲作用。钙和磷的平衡有助于无机盐的利用，磷对细胞的生理功能极为重要。肉、鱼、牛乳、乳酪、豆类和坚果等食物含磷较多。

● 镁

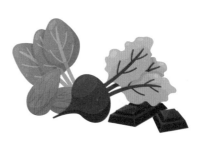

镁是骨细胞结构和功能所必需的元素，维持着骨骼生长。镁可影响骨的吸收，严重缺镁时，可导致甲状旁腺功能低下进而引起低血钙。骨培养于低镁溶液中时，可使骨吸收降低。镁主要存在于绿叶蔬菜、谷类、干果、蛋、鱼、禽畜肉、乳中。小米、燕麦、大麦、豆类和小麦含镁丰富，动物内脏中的镁含量也不少。

● 铁

人体内的含铁量虽小，但铁肩负的任务十分重要。铁不仅是血液运输战线上的主力，也是构成血红蛋白和肌红蛋白的原料。此外，它还是维持人体正常活动最重要的一些酶的组成成分，与能量代谢的关系十分密切。铁缺乏引起的缺铁性贫血是儿童最常见的疾病之一。

儿童生长发育快，需要的铁较多。儿童与成人不同，内源性可利用的铁较少，其需要的铁更多地依赖于食物铁的补充。在儿童膳食中，奶类食物占较大比重，其他富含铁的食物较少，这是儿童易发生铁缺乏和缺铁性贫血的原因。动物肝脏、动物血、瘦肉等都是铁的良好来源。膳食中丰富的维生素C可促进铁的吸收，豆类、绿叶蔬菜、红糖和禽蛋类所含的铁虽为非血红素铁，但含量较高，也有助于满足铁的需求。

● 碘

从妊娠开始至2岁，脑发育需要甲状腺激素。然而，碘缺乏会导致甲状腺激素分泌减少，从而影响脑发育，引发不同程度的智力发育迟缓。碘缺乏可引起单纯性、地方性甲状腺肿；儿童缺碘可表现为身体发育迟缓、智力低下等。

碘强化食盐烹调的食物是碘的重要来源，含碘较高的食物主要是海产品，如海带、紫菜、海鱼、海虾、海贝类。儿童应每周至少食用一次海产品。

● 铜

铜是人体健康不可缺少的微量营养素，是人体内铜蓝蛋白的组成元素，对血液、中枢神经和免疫系统、头发、皮肤和骨骼组织以及脑和肝、心等内脏的发育和功能均有重要影响。

婴幼儿容易发生缺铜性贫血。新生儿出生后最初几个月不会发生缺铜的现象，其体内代谢所需的铜基本上是胎儿期肝脏中贮存的铜，但母乳中含铜量较少。因此，随着婴儿的成长，在给婴儿补铁时，也要适当补铜。铜的一般食物来源有牛肉、羊肉、猪肉、鸡肉、鱼、蛋、香蕉、面包、干果、花生酱、萝卜等。

● 锌

锌是促进人体生长发育的关键营养素之一，对骨骼生长有着重要的作用。首先，锌是人体中众多酶的重要组成部分，而有些酶与骨骼生长发育密切相关；其次，锌缺乏会影响生长激素、肾上腺激素以及胰岛素的合成、分泌及活力；再次，锌会影响蛋白质的合成，关系到孩子的智力和生长发育；最后，锌会影响人体的免疫功能。

所有食物均含有锌，但不同食物中的锌含量和吸收率差别很大，动物性食物的锌含量和吸收率均高于植物性食物。锌最好的食物来源首先是贝类食物，如牡蛎、扇贝等，吸收率也较高；其次是动物的内脏（尤其是肝）、蘑菇、坚果类和豆类；肉类（以红肉为多）和蛋类中也含有一定量的锌，牛肉、羊肉的锌含量高于猪肉、鸡肉、鸭肉。

● 维生素 A

维生素A是人体的必需营养素，与骨骺软骨的成熟有关，对人体细胞的增殖和生长有着重要的作用，是促进牙齿、骨骼发育的首要营养素。维生素A在人体内的含量过多或过少都不利于人体的生长发育。如果孩子体内缺乏维生素A，会减缓骨骺软骨细胞的成熟，导致其生长发育迟缓；如果维生素A摄入过量，会加速骨骺软骨细胞的成熟，导致骨骺板软骨细胞变形加速，骨骺板变窄，甚至过早闭合，阻碍孩子长高。富含维生素A的食物有动物的肝、肾、鱼肝油、奶类与蛋黄。维生素A制剂不可过量服用，过量服用会导致中毒。

● 维生素 B₁

维生素B₁能促进儿童生长发育，调节碳水化合物代谢。儿童若缺乏维生素B₁，会导致生长发育迟缓，出现神经炎、脚气病、皮肤感觉过敏或迟钝、肌肉运动功能减退、心慌气短、全身水肿或急性心力衰竭等症状。谷物的胚和糠麸、酵母、坚果、豆类、瘦肉等，都是维生素B₁的良好来源，尤其是粮食的表皮含丰富的维生素B₁。

● 维生素 B₂

维生素B₂对氨基酸、脂肪、碳水化合物的生物氧化过程及热能代谢极为重要。缺乏维生素B₂时，儿童生长发育受阻，易患皮肤病、口角炎、唇炎等疾病。维生素B₂可从动物肝脏、奶类、蛋黄、绿叶蔬菜中获取。

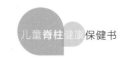

● 维生素 B₆

维生素B₆对维持细胞免疫功能、调节大脑兴奋性有重要作用。维生素B₆可从肉、鱼、奶类、蛋黄、酵母、动物肝脏、全谷类、豆类、花生等食物中摄取。

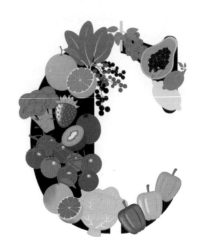

● 维生素 C

维生素C属于水溶性维生素，主要食物来源是新鲜蔬菜与水果。柑橘、橙汁、黑葡萄干等含有丰富的维生素C，辣椒、西红柿、花椰菜、青豆、豌豆中的维生素C含量也不少。维生素C对胶原蛋白的形成非常重要，也是骨骼、软骨和结缔组织生长的主要营养素。如果孩子的体内缺乏维生素C，骨细胞间质就会形成缺陷而变脆，进而影响骨骼生长，导致孩子生长发育变缓、身材矮小等。但是，超量维生素C又会破坏食物中的维生素B₁₂，还会影响到胡萝卜素的利用，因此不要过量摄入维生素C。

● 维生素 D

与维生素C不同，维生素D是一种脂溶性维生素。维生素D是人体的必需营养素之一，与人的身高密切相关。维生素D在人体骨骼生长中的主要作用是调节钙、磷的代谢。维生素D通过维持血清中钙、磷的平衡，促进钙、磷的吸收，并参与骨骼的钙化，维持骨骼的正常生长，从而使孩子长高。

如果孩子的体内缺乏维生素D，就会减少骨骺对钙、磷的吸收，容易患上佝偻病或软骨症等疾病。要想给孩子补充维生素D，可以多让孩子去户外晒太阳。植物中的麦角固醇及人体皮肤、脂肪组织中的7-脱氢胆固醇，经紫外线的作用会转化为维生素D。

维生素D主要存在于动物肝脏、蛋黄等食物中。

捏脊，呵护儿童脊柱

捏脊法介绍

捏脊是常用的中医小儿按摩法，方法是医者两手沿脊柱两旁，由下而上连续地挟提肌肤，边捏边向前推进，自尾骶部开始，直到项枕部为止。每次操作均从龟尾穴开始，将肌肤捏起后沿着脊柱由下而上，或轻或重，随捏随拿，随推随放，波浪式向前，直到大椎穴为止，即为一遍。一般连续操作4～5遍，故本法俗称"翻皮肤"。为了加强手法感应，临床治疗时还常采用"捏三提一"法，即先捏脊一遍，从第二遍起，每捏捻三次就向上提拿一次。

捏脊时要用指腹着力，不能以指端挤捏，更不能将肌肤拧转，否则容易导致疼痛。捏拿肌肤时用力要适当，如捏拿肌肤过多，则动作呆滞，并不易向前推进，过少则易滑脱；用力过重易致疼痛，过轻又不易得气。因此，操作时医者腕部要放松，使动作灵活协调。操作娴熟的医者在提拿肌肤时，常能发出较清脆的"嗒嗒"声。

除捏脊法外，可单独使用的方法还有推脊法和按脊法。推脊法是指用食指、中指从大椎穴自上而下直推，逆督脉而行，为泻法，能清热，多与清天河水、退六腑、推涌泉合用。按脊法实际是捏脊八法中按法的单独使用，加强了对背俞穴的压力，重在刺激脏腑，以使脏腑功能得到调节。

常见的手法有以下两种。

● 拇指在后，另三指在前

捏脊时，拇指在后，另三指在前，两手的拇指指腹与食指、中指、无名指三指的指腹对应用力，捏住小儿脊柱两侧肌肤，三指向后捻动，拇指向前

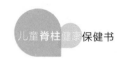

推动，每捏一次，向上推移一点。可从尾骶骨处开始，和缓地向上推移，直至项枕部为止。

● 拇指在前，食指在后

手握空拳，拇指指腹与屈曲的食指桡侧部相对，挟持肌肤，拇指在前，食指在后，拇指向后捻动，食指向前推动，每捏一次，向上推移一点。从尾骶骨处开始，逐渐向项枕部推移。

无论采用哪种手法，一定要注意以下3点。

1 ＞ 应沿直线捏，不要歪斜、扭捏。捏拿肌肤松紧要适宜。

2 ＞ 应避免肌肤从手指间滑脱。

3 ＞ 每向前捏捻三次，用力向上提一下，直至大椎穴为止，然后以食指、中指、无名指指端沿着脊柱两侧向下梳抹。每提捻一遍，随后梳抹一遍。

捏脊的功效

捏脊可以调阴阳、理气血、和脏腑、通经络，还有培补元气、强壮腰脊、扶正祛邪、促进儿童生长发育的功效。

● 通经活络，缓解关节疼痛

穴位即经络上的最重要的点，通过刺激穴位，可以达到通经活络、调养气血、平衡阴阳的效果。对儿童来说，常捏脊柱两侧的穴位，能有效缓解孩子快速成长过程中的各种关节疼痛。

● 消食导滞，增强孩子的食欲

儿童脾胃功能弱，很容易出现厌食、便秘、消化不良的症状，还会出现睡眠不安、爱哭闹等问题，而捏脊法在健脾和胃方面的功效尤为突出。现代医学实验证明，捏脊能有效提高胃液分泌，增强肠胃蠕动，加强肠胃对蛋白质和淀粉的消化能力。时常给孩子捏脊，能消食导滞，增强孩子的食欲，让孩子的身体更加健康。

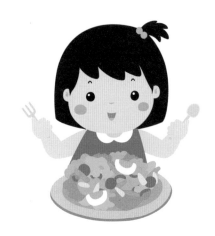

● 提高孩子的免疫力

捏脊能刺激脊柱周围的穴位，让孩子的气血通畅，促进孩子的血液循环，还能刺激神经，使孩子的脾胃变好，食欲大增，从而提高免疫力，慢慢变得结实、强壮。

● 促进骨骼健康生长

儿童骨骼的生长发育受脏腑影响，而捏脊可以使儿童脏气充足，从而促进骨骼生长，有助于长高。

给孩子捏脊时的注意事项

捏脊对孩子好处多多，而且操作简单，没有不良反应。掌握小儿捏脊的一些技巧，可以提高捏脊的效果。

● 手法

捏脊的部位为脊背的正中线，从尾骶部起至第七颈椎，即沿着督脉的循行路线，从长强穴直至大椎穴，也可捏至风府穴。捏拿完毕，再按肾俞穴。

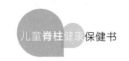

捏脊时孩子的体位以俯卧位或半俯卧位为宜，让背部平坦松弛。每次捏脊的时间不宜太长，以3～5分钟为宜。

另外，由于颈椎部难以进行捏脊，可用一只手或两只手的拇指指腹推擦，以加强刺激。也可以用拇指与食指对应用力，捏提项后肌肉。

捏脊时，可根据具体情况，在相应的背部穴位上用力挟提，以加强针对性的治疗效果。

刚开始捏脊时手法宜轻巧，之后逐渐加重，让孩子慢慢适应；要捏捻，不可拧转；捻动推进时，要直线向前，不可歪斜。

● 捏脊时机

孩子过饥或过饱时，均不利于捏脊疗效的发挥。捏脊的时间宜在早晨空腹时、餐后2小时或者入睡前，捏完半小时后再进食，以免影响疗效。在孩子哭闹时，要先安抚好孩子的情绪，再进行捏脊。

婴儿必须在会翻身自行俯卧时才可以给予捏脊法，若婴儿太小，强行将其行俯卧位，可能会给婴儿造成不必要的扭伤，甚至婴儿还可能在捏脊过程中出现窒息的情况。

捏脊时室内温度要适中，捏脊者的指甲要修整光滑，手部要温暖，手法宜轻柔、敏捷，用力及速度要均等，捏脊中途最好不要停止。

孩子背部皮肤有破损，或者患有疖肿、皮肤病及高热时禁止捏脊。

经穴推拿，**为孩子的脊柱加层保护**

推拿的基础手法和要求

推法

直推法：用拇指、食指或中指中任一手指指腹在皮肤上做直线推动。

旋推法：用拇指指腹在皮肤上做顺、逆时针推动。

分推法：用双手拇指指腹按在穴位上，向穴位两侧方向推动。

手法要领：力度由轻到重，速度由慢到快。对初次接受治疗者需观察其反应，随时询问其感觉以便调节力度和速度。

按法

用手指或手掌在身体某一部位或某一穴位上用力向下按压。

手法要领：按压的力度要由轻到重，使患部有一定压迫感后，持续一段时间，再慢慢放松。

揉法

用指端或大鱼际或掌根或手肘，在穴位或某一部位上做顺、逆时针方向的旋转揉动。

手法要领：手指和手掌应紧贴皮肤，与皮肤之间不能有间隙，皮下组织被揉动后，幅度可逐渐加大。

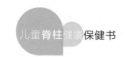

擦法

用手指或手掌或大、小鱼际在皮肤上进行直线来回摩擦。

手法要领：在操作时多用介质润滑，防止皮肤受损。以皮肤发红为度，切忌用力过度。

摩法

用手指或手掌在身体某一部位或某一穴位上，做皮肤表面顺、逆时针方向的回旋摩动。

手法要领：手指或手掌不要紧贴皮肤，要在皮肤表面做回旋性的摩动，作用力温和而浅，仅达皮肤与皮下。

搓法

用双手在肢体上相对用力地进行搓动。

手法要领：频率一般为每分钟30～50次，搓动速度开始时由慢到快，结束时由快到慢。

拿法

用拇指与食指、中指或其他手指做对应钳形用力，捏住某一部位或某一穴位，做一收一放或持续的揉捏动作。

手法要领：腕补要放松灵活，要由轻到重，再由重到轻，力量集中于指腹和整个掌面。

掐法

用拇指、中指或食指在身体某一部位或某一穴位上做深入并持续的掐压。

手法要领：力度需由小到大，使其作用力由浅到深。

怎样快速找准孩子的穴位

在进行按摩时，首先要找准穴位。只有找准穴位，才能使按摩效果达到最大化。下面介绍几个比较简单易学的找穴方法。

● 手指度量法

利用自身手指作为测量穴位的尺度，中医称为"同身寸"。"手指同身寸取穴法"是儿童按摩中最简便、最常用的取穴方法。同身，顾名思义就是同一个人的身体，人有高矮胖瘦，不同的人其手指尺寸也不同。因此，在孩子身上找穴位时，要以孩子的手指作为参照，切勿用大人的手指去测量。

1 寸：拇指的指幅横宽；中指中节横宽。

1.5 寸：食指和中指二指的指幅横宽。

3寸：食指、中指、无名指和小指四指的指幅横宽。

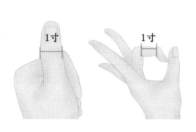

拇指同身寸　　　　中指同身寸　　　　横指同身寸

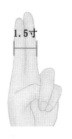

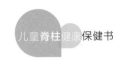

● 体表标志参照法

固定标志：常见判别穴位的标志有眉毛、乳头、指甲、趾甲、脚踝等。例如，神阙穴位于腹部脐中央；膻中穴位于两乳头中间；内庭穴位于足背第二、第三趾间，趾蹼缘后方赤白肉际处。

动作标志：需要做出相应的动作才能显现的标志，如张口取耳屏前凹陷处，即为听宫穴。

● 简便定位法

简便定位法是临床上一种简便易行的腧穴定位方法。例如，立正姿势，手臂自然下垂，其中指指端在下肢所触及处为风市穴；两手虎口自然平直交叉，一手压在另一手腕后高骨的上方，其食指尽端到达处为列缺穴；握拳屈指时中指指尖处为劳宫穴，等等。此法是一种辅助取穴方法。

孩子的特定穴位和成人的不同

小儿推拿特定穴位是小儿推拿所独有的。例如，小儿推拿的腹穴，就是整个腹部；脊柱穴在后背正中线，从第七颈椎向下，一直到尾骨尖端，它是一条很长的线，在脊柱穴上施以捏法。还有很多特定穴位集中在手上。

一部分成人推拿治疗有效的穴位，也可以用在小儿推拿上，中医疗法之间都是相通的，不可能完全把它们割裂开。在具体运用的时候，小儿推拿有特殊的要求，其最基本的要求就是手法力度一定要轻，要确保小儿在进行推拿治疗的时候不受到伤害。

保养脊柱的穴位

大椎穴——通经活络

取穴：在第七颈椎与第一胸椎棘突之间，属督脉。

操作：按摩者用中指指端按或揉大椎30～50次，称按大椎或揉大椎；用双手拇指、食指将其周围的皮肤捏起，向其穴挤去，称捏挤大椎；或用屈曲的食、中两指蘸水，在穴位上提拧，称拧大椎。捏挤、提拧至局部皮肤出现紫红瘀斑为度。

主治：大椎穴具有清热解表、益气壮阳、舒筋活络的作用，多用于治疗幼儿体质虚弱、颈酸痛、项强、肩背痛、腰脊强、角弓反张、肩部酸痛、手臂疼痛、手臂麻痹等病症。

大杼穴——强筋骨

取穴：位于肩胛骨内侧，在第一胸椎棘突下旁开2横指宽处。

操作：被按摩者取坐位或俯卧位，按摩者双手拇指按顺时针方向按揉大杼穴约2分钟，以局部发热为度。

主治：此穴具有强筋骨、清邪热的作用，多用于治疗肩部酸痛、颈椎痛、腰背肌痉挛、膝关节骨质增生等病症。

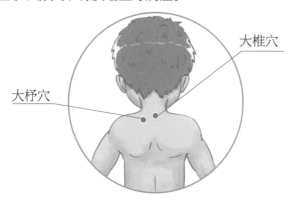

夹脊穴——疏通经络

取穴： 在腰背部，第一胸椎至第五腰椎两侧，后正中线旁开0.5寸处，一侧17穴，呈一条直线。

操作： 被按摩者俯卧，按摩者分别用两手拇指同时按揉夹脊穴约30秒。

主治： 经常按摩此穴可以调节胸椎、腰椎与周围软组织的关系，从而治疗相应的疾病。此穴具有疏通经络、扶正祛邪的作用，多用于治疗背部的各种疼痛或功能不良、腰部扭伤、腰肌劳损、腰背部僵硬、全身疲劳等病症。

陶道穴——补益肺气、镇静止痛

取穴： 位于背部，在后正中线上，第一胸椎棘突下凹陷处，属督脉。

操作： 用手掌大鱼际按揉3~5分钟。

主治： 经常按摩陶道穴，可治疗头痛、胸痛、脊背酸痛、恶寒发热、咳嗽、气喘、疟疾、角弓反张等病症。陶道穴配肾俞穴、腰阳关穴、委中穴，可治疗胸背疼痛。

风门穴——疏风解表

取穴： 位于第二胸椎棘突下（第二胸椎与第三胸椎之间）旁开1.5寸处。

操作： 按摩者用食、中指指端揉，称揉风门。操作20~50次。

主治： 风门穴多用于治疗感冒、咳嗽、气喘、鼻塞、腰背疼痛、项痛、骨蒸潮热及盗汗等病症。风门穴与委中、承山、昆仑等穴相结合，可治疗背腰肌肉疼痛。

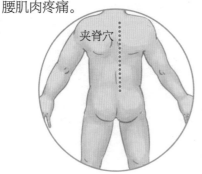

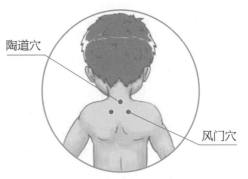

身柱穴——改善颈背僵硬

取穴： 位于背部，在后正中线上，第三胸椎棘突下凹陷处。

操作： 被按摩者取坐位或俯卧位，按摩者双手拇指按顺时针方向按揉该穴约2分钟，以局部发热为度。

主治： 按摩此穴可改善颈背僵硬、腰脊强痛等病症。

心俞穴——宽胸理气、通络安神

取穴： 位于肩胛骨内侧，在第五胸椎棘突下旁开2横指宽处。

操作： 被按摩者取坐位，按摩者用中指指腹按揉心俞穴，按顺时针方向按揉2分钟。

主治： 心俞穴具有宽胸理气、通络安神、扶正祛邪的作用，多用于治疗肋间神经痛、背部软组织损伤、胸背痛等病症。

膈俞穴——活血通脉

取穴： 位于背部，在第七胸椎棘突下旁开2横指宽，平肩胛骨下角处。

操作： 被按摩者取俯卧位，按摩者站于一侧，两手拇指先按顺时针方向按揉两侧膈俞穴约2分钟，再按逆时针方向按揉约2分钟，以局部按压有酸胀感为宜。

主治： 膈俞穴可理气宽胸、活血通脉，多用于治疗背部疼痛、背肌劳损等病症。

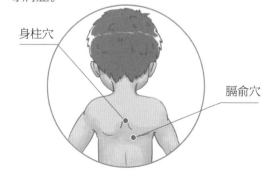
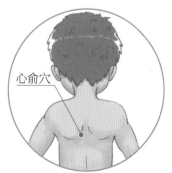

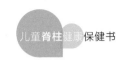

肝俞穴——疏肝利胆、通络活血

取穴： 位于肩胛骨内侧，在第九胸椎下旁开2横指宽处，左右各1穴。

操作： 按摩者两手握拳，用中指的掌指关节突起部按顺时针方向按揉肝俞穴约2分钟，以局部产生酸胀感为度。

主治： 肝俞穴具有疏肝利胆、通络活血的作用。

灵台穴——清热化湿

取穴： 位于背部，在后正中线上，第六胸椎棘突下凹陷处。

操作： 按摩者用食指、中指指腹推按灵台穴1~3分钟，可长期按摩。

主治： 灵台穴多用于治疗感冒、咳嗽、气喘、胃痛、项强、脊痛、疔疮等病症。灵台穴配身柱穴、至阳穴，可治背部疼痛。

筋缩穴——祛湿通络

取穴： 位于背部，在后正中线上，第九胸椎棘突下凹陷处。

操作： 按摩者用拇指指腹按揉筋缩穴3~5分钟。

主治： 筋缩穴多用于治疗癫痫、神经衰弱、癔症、腰背疼痛、脊强、黄疸等病症。筋缩穴配角孙穴、瘈脉穴，可治小儿惊痫、角弓反张；筋缩穴配水道穴，可治脊强。

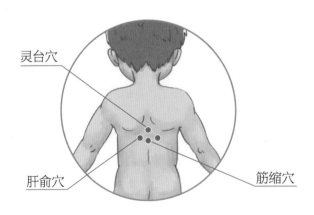

中枢穴——散寒止痛

取穴：位于背部，在后正中线上，第十胸椎棘突下凹陷处。

操作：按摩者用手指指腹按揉中枢穴3~5分钟。

主治：中枢穴多用于治疗腰背疼痛、胃痛、食欲不振、腹满、黄疸、呕吐等病症。中枢穴配命门穴、腰眼穴、阳陵泉穴、后溪穴，可治腰脊痛。

脊中穴——强健腰肌

取穴：位于背部，在后正中线上，第十一胸椎棘突下凹陷处。

操作：按摩者用拇指指腹按揉脊中穴2~3分钟。

主治：脊中穴多用于治疗急慢性胃炎、十二指肠溃疡、细菌性痢疾、腹泻、风湿痛、癫痫、痔疮、脱肛等病症。脊中穴配肾俞穴、太溪穴，可治腰膝酸痛。

悬枢穴——促进消化

取穴：位于腰部，在后正中线上，第一腰椎棘突下凹陷处。

操作：按摩者用拇指指腹按揉悬枢穴2~3分钟。

主治：悬枢穴多用于治疗腰痛、腹痛、腹泻、痢疾、痔疮、脱肛等病症。悬枢穴配委中穴、肾俞穴，有通络止痛的作用，可治腰脊疼痛。

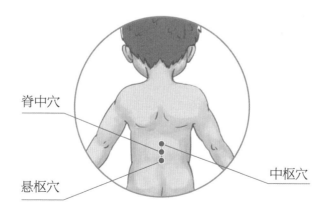

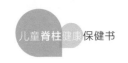

腰阳关穴——舒筋活络

取穴： 位于腰部，在后正中线上，第四腰椎棘突下凹陷处。

操作： 被按摩者取俯卧位，按摩者用拇指按揉腰阳关穴约100下。

主治： 腰阳关穴具有祛寒除湿、舒筋活络的作用，多用于治疗腰椎间盘突出、腰骶疼痛、下肢痿痹、腰骶神经痛、坐骨神经痛、类风湿病、小儿麻痹后遗症等病症。

肾俞穴——强腰利水

取穴： 位于腰部，在第二腰椎棘突下旁开2横指宽处，左右各1穴。

操作： 被按摩者取俯卧位，按摩者先用两手拇指按压肾俞穴约1分钟，再按顺时针方向按揉约1分钟，然后按逆时针方向按揉约1分钟，以局部感到酸胀为度。

主治： 肾俞穴具有益肾助阳、强腰利水的作用，多用于治疗腰酸腿痛、腰肌劳损、腰椎间盘突出、下肢肿胀、全身疲劳等病症。

命门穴——增强体质

取穴： 位于腰部，在第二腰椎棘突下凹陷处。

操作： 按摩者用拇指按顺时针方向按揉命门穴约2分钟，然后按逆时针方向按揉命门穴约2分钟。

主治： 命门穴具有补肾壮阳、增强体质的作用，多用于治疗腰酸腿软、腰肌劳损、腰椎间盘突出、棘间韧带炎、下肢肿胀等病症。

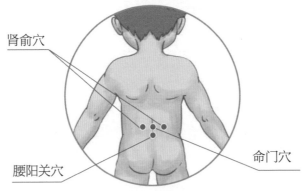

八髎穴——强腰利湿

取穴： 在骶椎上，分为上、次、中和下，左右共8个穴位，分别在第一、第二、第三、第四骶后孔中，合称"八髎穴"。

操作： 按摩者一手紧贴骶部两侧八穴处，自上而下揉擦至尾骨两旁，揉擦约2分钟。

主治： 八髎穴具有补益下焦、强腰利湿的作用，多用于治疗腰骶部疼痛、腰背痛、腰骶关节炎、膝关节炎、坐骨神经痛、下肢瘫痪、小儿麻痹后遗症等病症。

志室穴——强壮腰膝

取穴： 位于腰部，在第二腰椎棘突下旁开4横指宽处，左右各1穴。

操作： 按摩者用两手拇指重叠按压志室穴约3分钟，左右两边交替按压。

主治： 志室穴具有益肾固精、清热利湿、强壮腰膝的作用，多用于治疗腰背酸痛、腰背部冷痛、腰肌劳损等病症。

腰俞穴——散寒除湿

取穴： 在第三、四腰椎棘突间旁开3～3.5寸凹陷处。

操作： 被按摩者取站位，按摩者以双手拇指端按揉左、右腰俞穴各30～50次，至局部有热感为佳。

主治： 腰俞穴具有调经清热、散寒除湿的作用，多用于治疗腰脊疼痛、腰椎间盘突出、下肢痿痹、腰骶神经痛、泄泻等病症。

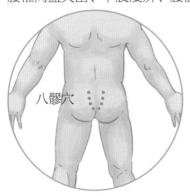

八髎穴

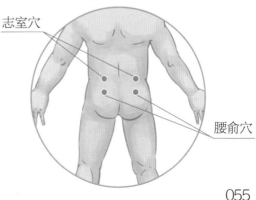

志室穴

腰俞穴

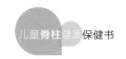
长强穴——活血化瘀

取穴： 位于人体尾骨端下0.5寸，在尾骨端与肛门连线的中点处，属督脉。

操作： 按摩者将食指、中指并拢，指尖着力，按揉长强穴3~5分钟。

主治： 长强穴配承山穴，有舒经活络的作用；配身柱穴，有通络止痛的作用，可治脊背疼痛；配百会穴，有理气安神的作用。

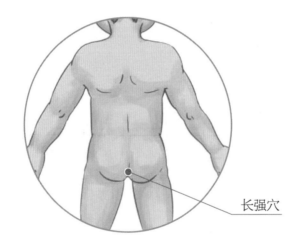

长强穴

注重生活细节，保养儿童脊柱

保持正确的走路姿势

为了保持身体平衡，上身要始终端正姿势。当右脚向前迈步时，左手同时向前摆动，身体重心向前移；当左脚向前迈步时，右手同时向前摆动，身体重心向前移。如此反复，两脚脚尖应该指向前方，不要向里勾或向外撇。

行走时身体要挺拔、自然；双肩自然下垂，两臂协调地前后摆动；步子要均匀、轻快；膝关节和脚尖要正对前方。有的人走路摇摇晃晃，显得很不稳重；有的人走路垂肩驼背，一副无精打采的样子；有的人走路扭扭捏捏，故作姿态。如果孩子脊柱看上去一切正常，但走路姿势有异样，也可能是由足部的问题引起的，一定要及时发现并纠正扁平足、高弓足等足踝异常的情况。

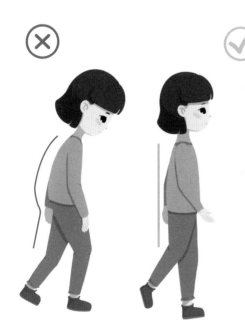

· 从容，平稳，走直线
· 平视前方，不可左顾右盼
· 步幅适当

纠正不良的坐姿

坐的时候身体要端正。坐在书桌前，身体可稍微前屈或挺直，把前臂或前肘置于书桌上，也可将双脚踏在踏脚板上以减轻腰部负担；坐靠背椅操作键盘时，腰部不可过伸，手臂自然下垂，手与键盘平行；坐单人沙发时，将双腿屈膝放置，双手置于两侧扶手上，可保持脊柱的正常生理曲度；坐长沙发时，应紧靠沙发后背，上身挺直。

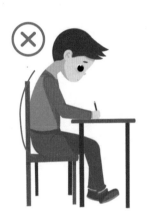
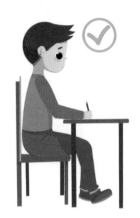

- 头正、肩平
- 背部挺直
- 挺胸
- 腿部放正、放松
- 不跷二郎腿

保持良好的站姿

站立时，头端平，双目平视前方，两肩在同一水平线上，挺胸拔背，蓄腹收臀，双腿站直，两脚踏实地面，平均承负体重。久站时，可以将一只脚放在高一点的台阶上，也可以让双膝或其中一膝微弯以减轻腰部的负担，也就是"稍息"位的站立姿势。

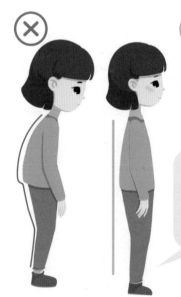

- 手臂垂直放松
- 收小腹、挺胸膛
- 眼平视前方
- 脚并拢站直

良好的睡眠

脊柱的健康与否与睡眠息息相关。人的椎间盘就像海绵一样，里面主要是水和糖胺聚糖，其中90%都是水，水分越多，营养越丰富，椎间盘越年轻。站立时，脊柱长期受力，得不到休息，椎间盘无法吸收更多水分；卧床时，椎间盘没有受力，水分就进去了。睡眠除了可以让生长激素分泌旺盛之外，还能使脊柱不受力，椎间盘质量会变好，劳损程度就会降低。这也是睡眠可以让人长高的原因。

现在孩子大多数都是6点半就起床，中午能睡1个小时，晚上10点半左右才睡。其间，大部分时间是坐着学习，即使下课也不怎么活动，脊柱长时间处于不良姿势，两侧肌肉最容易疲劳和受伤，时间长了，脊椎骨的关节就可能出现错位，从而导致颈椎病和腰椎疼痛。

临床上的大量研究数据表明，脊柱问题与平时的生活方式、生活习惯有着密不可分的关系，长期保持不正确的睡姿是脊柱出现问题的重要外因之一。

儿童在睡觉时，应避免趴着睡，而采用仰卧、侧卧姿势，侧卧时身体和床面保持90°。日常使用的枕具，应以自身拳头拳高的1~1.5倍为准，颈部不宜悬空。床垫最好选用中等硬度的，以次日起床时全身无不适感为宜，切忌选用很软、睡上去有明显凹陷感的床垫，建议选用有一定弹性的乳胶床垫。

通常来说，我们的睡姿有仰卧、侧卧与俯卧三种。仰卧时，只要床舒适，人体能保持自然的生理弯曲，腰椎间隙压力就可明显降低，从而减轻腰椎间盘后突的程度，是腰椎间盘突出症患者的最佳体位；侧卧时，由于心脏在人体左侧，不宜施加太重的外来压力，应以右侧卧为主，上身尽量保持挺直，两臂及腿部自然弯曲，即臀部以下弯曲、臀部以上伸直；俯卧时，人的头颈往往向一侧极度扭转，胸部向下受到压迫，易引起颈部肌肉、韧带、关节的劳损和退行性病变，也会导致腰椎前凸增大，加重心肺负担，故不宜采用。此外，同一姿势不要保持超过2小时。

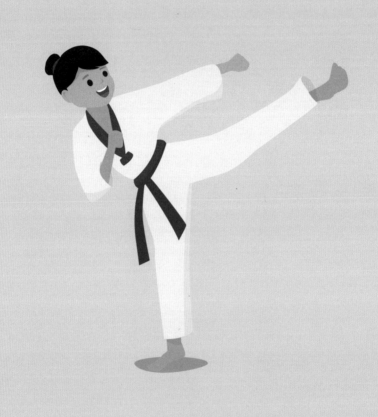

第3章

护好颈椎，
不让孩子做"低头族"

若孩子总是低着头，则可能是颈椎出现了问题。孩子在成长过程中，长时间保持同一个姿势或者写字姿势不当，就可能导致颈椎部位疼痛和活动受限；过度疲劳会引起颈椎肌肉僵硬，尤其是经常久坐，会导致颈椎部位不能正常活动，同时还会引起颈椎部位疼痛。

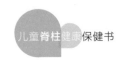
颈椎家族 "四大护法"

在人体的脊椎中，颈椎是最灵活、活动频率最高的椎体。从总体上看，颈椎位于头部以下、胸椎以上，由7节颈椎骨组成，除第一颈椎（寰椎）和第二颈椎（枢椎）外，其他颈椎之间都夹有一个椎间盘，所以颈椎共有6个椎间盘。每一块颈椎都由一个椎体和一个椎弓连接而成，其中，椎体是呈椭圆形的柱状体，与椎体相连的是椎弓，二者共同形成椎孔。所有椎孔相连构成了椎管，椎管里面容纳着神经的重要通道——脊髓。颈椎周围被颈部肌肉、血管、神经和皮肤包裹，从而构成了我们的脖子。

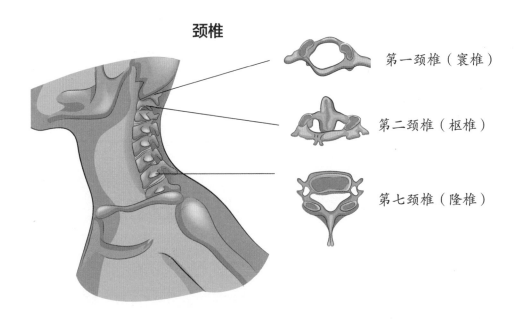

颈椎

第一颈椎（寰椎）

第二颈椎（枢椎）

第七颈椎（隆椎）

第一颈椎和第二颈椎

第一颈椎和第二颈椎分别又称为寰椎和枢椎，这两块椎骨不仅是颈椎中最重要的部位，而且是整个脊柱中占据第一主导地位的部位。从颈椎的结构上来看，第一颈椎不仅托着头部，与头部的关系密切，而且相对于其他颈椎而言，它的横突更长，这就增强了它对整个颈椎的控制力。第二颈椎的特点也很明显，它不仅后半部的棘突比较大，同时前上部还有一个轴——齿突，第一颈椎与头部可以在其上自由转动；同时第二颈椎的下半部结构又与其他颈椎结构相同，完成了结构上的过渡。这样一来，一旦头部与第一颈椎有任何动作，那么第二颈椎都会有力而顺畅地带动整个颈椎随之而动。

第七颈椎

第七颈椎是整个颈椎中的最后一块，它的特点很明显，除伸向后方的棘突很长外，结构和其他颈椎一样。由于棘突很长，末端不分叉而成结状，隆突于皮下，所以第七颈椎又称为隆椎。它随着颈部的转动而转动，是临床上辨认椎骨序数的标志。我们低头时在后正中线上很容易摸到颈部突起最高的部位，那就是第七颈椎。

第七颈椎是很特别的存在，在找背部穴位的时候，通常都是以第七颈椎为坐标，推拿按摩的时候也离不开它。

椎动脉

从大概念上来讲，人体的椎动脉从锁骨下动脉开始，穿行第六至第一颈椎横突孔，经枕骨大孔进入颅腔，然后又行于延髓腹侧，最后在脑桥下缘，左右椎动脉合成一条基底动脉。而在人体的颈椎中，椎动脉自第六颈椎到第一颈椎，穿行于每一椎骨的横突孔中。

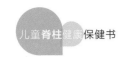

椎动脉是人体颈椎中的一条"秘密小道"，负责将氧气、营养输送到大脑。它蜿蜒曲折，同时也受到了严密的保护——尽管颈部活动频繁、容易受到攻击，但由于横突孔是骨骼结构的，所以无论颈椎如何运动，横突孔总是能让椎动脉藏在其中，从而不受外界冲击。

尽管如此，椎动脉还是容易出现问题。因为椎动脉在第一颈椎上的结构很特殊，椎动脉首先拐一个弯上去，从第一颈椎的横突孔出来以后，沿着颈椎的后缘，经过弯曲，再转通到脑部。也就是说，这条血管向外、向上、向后转半个圈后，再转到头顶上去，拐了好几道弯，而这好几道弯的外围都是软组织、肌肉和韧带，没有任何骨性的结构来保护它。因此，一旦头旋转或处于不正常的位置，这个地方的椎动脉就会受到压迫，导致脑基底动脉供血不足，使人处于平衡差、头晕、恶心的状态。大家有时候感觉头疼、头晕，往往跟这里的椎动脉受到压迫有关系。

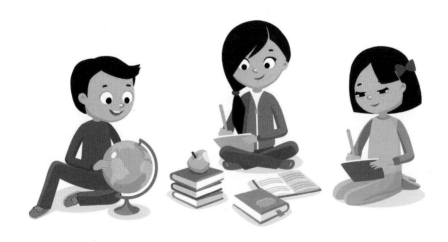

颈椎曲度，**弯比直好**

小关节处于紧张状态

在正常的生理曲度中，小关节的两个关节面平行相对，处于最放松、活动范围最大的状态。而在非正常的生理曲度中，小关节的两个关节面上下错开，其韧带被拽紧，限制了颈椎前后左右的运动，使人经常感到颈椎处紧张、疲劳、酸痛。

造成椎间盘后部的突出

当颈椎处在直立或反张的生理曲度时，椎间盘柔韧性消失，后部的纤维就会相对地被拉长而处于紧张状态。在颈椎后部发生椎间盘突出，会造成髓管狭窄，严重者甚至压迫到脊柱，使全身肌肉无力，内脏器官生理平衡异常；在后侧方突出，压到神经根，会造成一侧的手臂麻木。

脖子的酸痛

从侧面看，颈椎在直立或反张的状态下，肌肉会经常处于疲劳、紧张的状态。直立或反张的颈椎，就如同一根没有弹性的木棍，颈背部肌肉的酸痛多源于此。

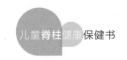
儿童颈椎病不容忽视

在临床上，儿童患有颈椎病的情况是比较少见的，大多数人是由于姿势不正确或受到直接外力打击，导致颈部肌肉发生损伤，使颈椎关节的稳定性受到破坏，从而产生颈椎病，比较典型的是神经根型颈椎病。神经根一旦受到刺激，会产生一系列神经损伤症状，例如，自觉颈部及颈肩部、颈背部出现放射性的刺痛，手指尖麻木，手指肌肉无力，有的还会出现病理反射。严重的颈椎病，还会影响腕关节及肘关节的活动功能。我们可以通过拍摄颈椎部位的核磁共振片，来明确颈椎受压的部位及具体阶段。儿童出现颈椎病症状后，要及时就诊，在医生给出明确诊断后，及时采取正确的治疗方法，才能够尽快地治愈或缓解症状。

儿童颈椎病有哪些症状

颈椎病是由颈椎间盘退行性改变引起的一系列症状和体征。颈椎病导致颈椎软组织和椎体动静失衡，颈椎间盘突出、韧带钙化和骨质增生，从而刺激或压迫颈神经根、脊髓和血管。患颈椎病的儿童在早期会出现颈背疼痛、上肢无力、手指发麻的症状，这都是由患儿使用颈椎的方式不当，给颈椎造成了很大的压力，导致颈椎中的神经出现问题而引起的。随着病情发展，椎动脉被压迫或刺激，从而引起供血不足，患儿会出现眩晕、恶心、呕吐的症状，严重的甚至会出现短暂性昏迷。另外，有部分患儿还会出现脊髓功能障碍，会出现束缚感，走路时会感觉像踩在棉花上一样没有力气，出现双手不灵活、行走困难等症状，因此需要家长尽早引起重视，积极地进行治疗。

颈椎部位活动受限	孩子在成长过程中，长时间保持同一个姿势或者写字姿势不当，都可能导致颈椎部位疼痛和活动受限。过度疲劳会引起孩子的颈椎肌肉僵硬，尤其是经常久坐，不仅会导致颈椎部位不能够正常活动，而且会引起颈椎部位疼痛和产生僵硬感，家长一定要早发现、早治疗，避免引起其他并发症。
头晕	孩子如果出现劳累所致的头晕现象，可能是由颈椎病引起的，应该及时就医，通过X线检测的方法来进行判断和确诊。如果出现颈椎病，可以选择局部牵引治疗或者手术治疗来控制病情，在患病期间保持颈椎部位的护理，适当运动、合理用药可以缓解颈椎疼痛感。
头疼	孩子出现不明原因的头疼、手麻和肩痛时，家长要及时带孩子到医院进行检查。可以选择头部CT检查、颈椎部位X线检测等方式来判断病情，如果确诊为颈椎病，一定要及早治疗，平时要注意调整学习状态和改变不良习惯。

颈椎病的症状比较明显，而且发病率比较高。如果不注意坐姿，很容易患颈椎病，在发病的早期会产生头晕、头痛和记忆力明显减退等症状，还会有恶心、呕吐的症状，如果没有进行妥善的治疗，对患儿的视力健康和记忆力都会产生不良影响。

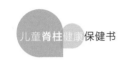

孩子为什么会得颈椎病

儿童颈椎病的发病原因主要是学习紧张，长期伏案读书、写字，导致颈肩部位肌肉疲劳。另外，伏案时姿势欠妥及每天背着沉重的书包也会导致椎间隙炎症，严重的可造成颈椎间盘突出。有的孩子看书、写字长时间偏向一侧，长期、反复的单一姿势会加速颈椎的退变。还有的孩子经常用力甩脖子，如玩呼啦圈等，也会引起颈椎关节错位。

颈椎病会使孩子出现各种不适，如颈肩部疼痛、上臂发麻、头晕头痛、记忆力不佳，甚至出现眩晕、恶心、呕吐等症状。

儿童颈椎病和成人颈椎病有什么不同

虽然同是颈椎病，但儿童颈椎病和成人颈椎病有着很大的不同。

成人颈椎病多由椎间盘变形、骨质增生引起，而儿童颈椎病则多由外伤、姿势不良、体质弱、书包过重等引起，如颈椎关节错位，如果这些小关节错位得不到矫正，很容易产生颈椎病变。患上颈椎病的孩子，轻者注意力不集中、记忆力减退，严重者会出现头晕、头痛、假性近视、睡眠不宁、上课瞌睡、呃逆频发、食欲减退等症状。

成人颈椎病的发作是从脖子酸疼到脖子僵硬，再到发作，时间比较长；而儿童颈椎病一般都是突然发作，开始表现为脖子疼得比较厉害，常常不能转动，症状很像扭伤，然而检查时会发现脖子有压痛点，转动时会疼。

成人颈椎病的治疗是一个复杂、漫长的过程，而儿童颈椎病的治疗是"一次性"的，一般治疗2~3次就可痊愈。

因为颈椎的解剖生理十分复杂，所以家长遇到上述情况时一定不要自行处理，应到医院康复科或骨科诊断清楚后，再加以治疗。

孩子得了颈椎病，在饮食上要注意什么

患上颈椎病的孩子在饮食上要多加注意，只有正确饮食，才能让治疗起到更好的效果。

合理搭配食物	主食、副食都应该搭配好。粗细粮搭配，可以让营养价值更高；荤素搭配合理，可以多吃水果蔬菜、豆制品、菌类、紫菜、海带等食物。
多吃富含维生素的食物	颈椎病在发展过程中对脊髓和颈神经造成的损害非常大，维生素B_1能够让机体所有细胞的生命活动有充足的能量代谢，它是一种必不可少的辅助酶，可以让肌肉系统、神经系统、消化系统的功能保持正常，维生素C可以让人体结缔组织的完整性保持得更好，所以平时应该多吃芹菜、黄瓜、葡萄、苹果、草莓、猕猴桃等富含维生素的食物。
多吃富含优质蛋白的食物	人的身体离不开蛋白质，蛋白质对肌肉、骨骼、韧带都起到重要作用，如果蛋白质补充不足，就很容易导致免疫力下降、身体疲劳及体重下降、生长速度缓慢等症状，会让颈椎病变得更加严重。平时应该多吃鸡肉、鱼肉、瘦畜肉、豆类、奶类、蛋类食物，这些食物可以更好地补充优质蛋白。

多吃钙质丰富的食物

如果身体缺乏钙质而出现骨质疏松，就容易使颈椎病变得更加严重，所以好好补充钙质很重要，蘑菇、燕麦、虾皮、海带、豆制品、牛奶等食物都是不错的选择。

不吃寒凉、生冷、油腻、辛辣的食物

患上颈椎病以后，寒凉、生冷、油腻、辛辣的食物最好不要吃，不仅会对脾胃造成损伤，而且还会对食管血管以及口腔造成刺激从而引发咽喉炎，这会让颈椎病变得更加严重。

如何治疗儿童颈椎病

按揉风池穴 > 用双手拇指指腹按揉风池穴（头颈交界，后正中线旁一指宽的凹陷处）1~2分钟。

揉后颈 > 先以右掌横置颈后，小鱼际按在右侧风池穴，横向来回揉并由上向下按摩整个颈部，以颈部皮肤发热为宜，再换手操作。

拿捏颈肌 > 用左或右手拇指与其余四指拿捏颈椎两旁肌肉，或用双手拇指指腹按揉颈椎两旁肌肉2~3分钟。应重点拿捏或按揉酸痛点，即阿是穴。

按摩大椎穴 > 用左手或右手拇指用力反复按摩大椎穴（位于后颈部颈椎中最大椎体下方的空隙处）20~30次，以局部发热为宜。

将一侧手经前方放至另一侧肩部，用手指指腹按揉或拿捏肩部肌肉2~3分钟，再用掌侧叩击肩部肌肉10次。

上肢交叉，双手食、中指并拢，分别放在对侧的曲池穴（在手肘弯曲时的外侧横纹尽头处）上，用力点揉按动，左右同时做60次。

儿童颈椎问题要以预防为主

对于儿童颈椎问题，提倡以预防为主，一定要注意，不能让孩子长时间伏案读书、做作业，对他们的不良姿势应予以纠正，督促孩子养成良好的生活和学习习惯。

- 孩子伏案写字半小时，就要提醒他们抬抬头，舒展一下身体。
- 不要让孩子躺在床上看书、看电视。
- 禁止孩子长时间看电视、玩电脑。
- 督促孩子锻炼，因为加强锻炼可以预防颈椎病，锻炼方式有许多种，如跳绳、倒立等，特别是倒立，可以使长期向下用力的颈椎朝反方向放松，颈椎的关节韧带变得松弛，从而使其得到充分的休息，但倒立务必在老师及家长的指导和帮助下进行。
- 孩子的书包不应太沉重。

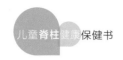

正视孩子的**斜颈问题**

有些孩子总是歪着脖子、斜着身体看人，也有些孩子的脑袋总是偏向一侧，这与孩子的母亲在哺乳期间姿势不当有关，也可能是由先天因素导致的。

有斜颈问题的孩子如果在患病初期没有得到及时的治疗，会影响面部的发育，最终可能导致面部左右大小不对称，到晚期还可能出现代偿性的胸椎侧凸。如果孩子是先天性斜颈，在6个月大之前就应进行手术治疗。如果是后天形成的，可以使用推拿按摩手法进行矫正，所操作部位应以局部为主，主要通过舒筋活血、软坚消肿来达到缓解疼痛的目的。

推揉法	患儿仰卧，医师坐在其健侧，一只手扶住患儿头部，另一只手用拇指指腹沿着其患侧的胸锁乳突肌肌纤维，自下而上慢慢推揉。反复进行，以使颈部发热为度，可疏经活血。
扭转颈部法	患儿端坐，医师可站立在患儿的身后，一只手握住其肩膀，避免因头部轻易转动而影响扭转的方向及施力，接着将另一只手的拇指放在患儿耳后的凹窝处，指尖朝向脸部，四指托住后颈，然后以掌心托住颈部的方式慢慢向健侧方向转动患儿的颈部，以此方法逐渐拉长患侧的胸锁乳突肌。
拔伸法	患儿端坐，医师站立在患儿的斜后方，一只手扶住其健侧一方的头部，接着将另一只手拇指放在患侧的眼睛斜下部，其他四指托住下巴，然后以颈椎为纵轴，使患儿的头部在垂直方向，向上缓缓拔伸，至极限后再慢慢恢复至初始位置。如此反复进行，能有效地改善和恢复颈部的活动功能。

孩子感冒总不好，
可能和颈椎有关

什么是感冒

导致感冒的原因有很多，通常是由于身体过度疲劳、抵抗力变差，加上鼻子、咽喉、气管等部位的功能比较虚弱，所以散布在空气中的病毒、细菌可以长驱直入，引起咳嗽、流鼻涕、喉咙痛、发热等症状。一般而言，轻微的感冒3~5天即可痊愈，若有较严重的发热现象，为避免其他并发症，还是去医院才稳妥。

为什么说感冒和颈椎有关系

人体与颅骨相连的第一颈椎叫寰椎，第二颈椎叫枢椎，这两部分颈椎同周围韧带一起构成寰枢关节，主要掌控着头部转动的功能。这个关节紧靠咽部，人在感冒时，固定在颈椎周围的韧带和肌肉就会变得松弛，这也是为什么很多人在感冒后会感觉肌肉酸痛、嗜睡。韧带和肌肉变得松弛时，就不能很好地固定和保护脊椎关节，很容易引起颈椎椎间关节错位，也会加速椎间盘退变，进而诱发颈椎病或使原有的颈椎病加重。原本就有颈椎病的人，平时咳嗽或打喷嚏时都可能引起颈椎椎间关节错位，从而加重病情。

要预防感冒，最好的方法就是平时多推大椎穴。因为感冒首先侵袭肺，而支配肺的神经丛是从大椎穴分出的，多推大椎穴可预防感冒引起的咳嗽等症状。

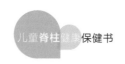

"坏"孩子另有隐情
——抽动秽语综合征

什么是抽动秽语综合征

抽动秽语综合征又称多发性抽动症，是常见的儿童行为障碍综合征，起病年龄为1～21周岁，90%在10周岁以前起病，以5～9周岁最为多见。通常以面部或头部的抽动为首发症状，如刻板眨眼、歪嘴或摇头等，也可表现为颈、肩、肢体甚至躯干的抽动。其中，刻板眨眼被认为是这类病最常见的首发症状。此外，重复性的发声性抽动也很常见，通常以清嗓子、干咳、说粗话、吸鼻或尖叫等为主要症状。与此同时，很多患儿还会表现出情绪障碍，如焦虑、烦躁、脾气大、情绪低落等症状。其中，男性患者明显多于女性，大概为3倍以上。目前医学界对于抽动秽语综合征的病因尚未明确，部分人认为可能与锥体外系病变有关。临床治疗过程中也验证了有一部分抽动秽语综合征的患者是由颈椎损伤引起的。寰枢椎关节半脱位或上颈段其他关节错位后会产生一些不自主的症状，经过治疗后常可改善或痊愈。

如何治疗抽动秽语综合征

对于由颈椎错位导致的抽动秽语综合征，可以通过自我保健按摩来改善症状。如果存在颈椎关节的移位和不稳定，要及时寻求专业医师的帮助。平时要让孩子保证比较充足的睡眠，并参加一定的体育锻炼，可以针对颈部肌肉做针对性训练；忌吃油腻和辛辣食物。此外，捏脊疗法也可以增强体质，尤其适用于孩子。

家长能做什么

各种精神刺激，如打骂、训斥、频繁提醒都有可能诱发此病，或者使孩子病情加重。因此，家长一定要注意避免上述情况发生。此外，最好不要让孩子观看紧张激烈的电影或电视剧，不要玩太久电脑游戏，还可适当少参加课外学习班。一旦碰上孩子发作，最好的办法是转移孩子的注意力。

一旦发现孩子出现挤眉弄眼、口出粗言等情况，不能简单地认为是"缺乏教育"的坏行为而多加指责，更不能打骂孩子，应该送往医院请专业医生诊治。对于抽动秽语综合征的治疗，家长往往存在以下三大认识误区，需要纠正。

误区一

完全依赖吃药

实际上此病是神经、精神、心理三方面相结合的疾病，需要综合治疗。尽管服药的效果明显，但也不能完全依赖药物，要注意孩子心理素质和良好习惯的培养。

误区二

这种病非常严重，治不好

尽管此病的症状表现多样，但它对生命和智力都没有影响。此病在一定程度上可能会影响孩子的情绪和心理，但如果积极治疗的话，预后良好。

误区三

情况好转便可停药

此病的治疗是一个长期的过程，在治疗过程中可能出现复发的倾向。不遵医嘱自行停药可导致复发，而且复发后抽动的内容可能会发生改变，例如，以前是眨眼睛，停药后变成了甩脖子等。

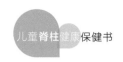

颈椎错位可能引起儿童多动症

多动症是注意缺陷与多动障碍（ADHD）的俗称，多发生于儿童时期，是以注意力集中困难、注意持续时间短暂、活动过度或冲动为主要特征的一组综合征。可能很多人不知道，脊椎异常也会导致儿童多动症的出现。

儿童多动症的特征

患有多动症的儿童之所以如此好动，难受家长控制，并不是因为家长缺乏权威性和管束能力，真正的原因是儿童本身神经上的缺陷，而这样的神经缺陷通常是由一个甚至多个生理功能上的问题所致的。借由下列特征，我们可以粗略分辨患有多动症的儿童和缺乏管教的儿童之间的不同。至于儿童是否患有多动症，还要经过专业医师的诊断。

● 过度好动

手脚及身体静不下来，这种好动的情形有时出现在幼儿时期。从儿童敲击或强烈摇晃床和敲打自己的头，就能窥见一二。

● 对周围人或物表现出攻击性

患有多动症的儿童会有破坏别人的活动及触摸所有的人和物的冲动，有时甚至会危害到自身安全，而他却不自知。

● 不可预测性

我们很难知道患有多动症的儿童在何种情况下会做出怎样的反应，他们冲动而且易怒，尤其是当别人没有顺他的意时。

● 没有耐心

患有多动症的儿童会有很多要求，需要他人立刻帮他完成，而且有时会没原因地哭闹或沮丧。

● 注意力不足

让患有多动症的儿童完成一件事并不容易，要他安静地坐着上课、吃饭是不太可能的。他们的忍耐力非常有限，即使是对他喜欢的事情，如看电视，他们也没有办法乖乖地坐着，而是会站起来，不停地走动。

● 协调性差

患有多动症的儿童常被认为常出错或心不在焉，其实是他们的身体左右两边无法协调的缘故，扣扣子、穿衣服等对他们来说不是件容易的事。因为手眼协调性差，所以写字、画画和运动能力都很差，并经常会跌跤或撞到东西。

● 睡眠习惯不好

患有多动症的儿童通常不愿意去睡觉，且常常会在半夜醒来，因此无法获得身体所需的充足睡眠。

● 神经系统混乱

神经系统的进化发展过程需要经过一些特定阶段，而这样的进化发展是从婴幼儿时期开始的。一开始是学习左右两边对称发展运用，然后才发展成偏向左边或右边，这和最终形成的习惯用左手或习惯用右手有关系。而当此发展过程受到干扰，就会引起身体左右两边无法协调，并影响其思考程序，进而形成多动症。

有些家长认为孩子能尽早走路代表其聪明，常试着让还没准备好的幼儿练习走或将其置于学步车中，如此便缩短了幼儿需要的爬行时间，也干扰了神经组织的正常发育。

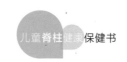

患有多动症的儿童，双眼无法一起正常运作，无法对所见的传送到大脑的影像作正确的判读，造成他感知周遭环境的困难与困惑感。当他行走、跑步、接球或做基本的运动时，他的四肢时常无法协调得宜。而当神经组织失序时，体内的神经信息就会跟着混乱，大脑也会错误解读他所得到的信息，因此，患有多动症的儿童才会常常无法正确表达内心的想法，以及正确处理接收到的信息。他们不是故意不服从，而是思考程序混乱。

家中若有行动不灵敏、做的和想的常不一致，且阅读和写字能力差的孩童，应带其进行检查，看其是否有神经组织混乱的问题。

儿童多动症与颈椎的关系

不少家长因孩子的多动症状而感到困扰，但必须清楚的是，并非孩子表现活泼就一定是多动症。现在的孩子因为营养充足、聪明好动、社会学习资源多，自然而然接触欲旺盛。因此，家长应先客观评估孩子是否真的患有多动症。

引起儿童多动症的原因很多，其中有一个很容易被忽略的重要原因——脊椎形态的异常。因为儿童关节柔软，容易发生脊椎中某个部位的位移（即偏离正常位置），造成神经系统传导不稳，自控能力变差，从而产生多动症状。一个正常人可以好好坐着，想做什么就做什么，然而自控能力不佳的人，虽然心里很想好好坐着，身体却不由自主地移动。孩子并不想让家长生气，可是他不知道自己为什么会这样。

颈椎第一节错位会造成神经系统干扰，第一个征兆就是容易感冒。感冒后孩子由于不舒服，总是静不下来。渐渐地，行为发展产生变化，情绪起伏，跟家长、老师和同学的关系变得不好。随之而来的是与他人的冲突越来越多，情绪越积越烈，从而形成"不乖、不好、没用"的自我信念。如果家长、老师对其责骂，孩子的自信心就会受损；反之，如果特别呵护、溺爱，他又会变本加厉，形成蛮横无理的性格。

　　患有多动症的儿童注意力无法集中，由于发育落后、心里自卑，甚至有些还有暴力倾向而不能与人正常相处，容易造成社会问题。但当矫正了他的关节，神经系统开始正常运作，感冒等症状就逐渐不见了，行为、情绪、自我控制能力、稳定性、自信心将一一恢复，加上家长正确的教导方法，修正对待孩子的态度，引导孩子恢复正常，便可减轻对药物治疗的依赖。除接受治疗外，家长及老师的认知与配合也是相当重要的。

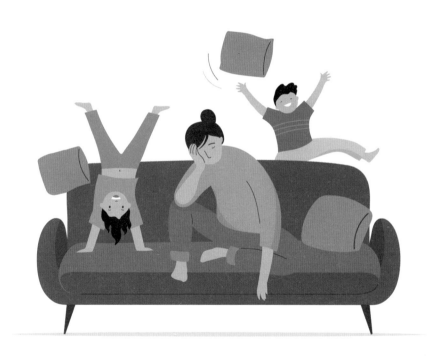

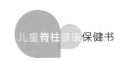
告别落枕，
让孩子的颈部活动自如

什么是落枕

落枕是一种常见病，在冬春季最常发生。通常人们入睡前并无任何症状，晨起后却感到项背部明显酸痛、颈部活动受限，多因睡觉时枕头高低不适，或躺卧姿势不良，或肩部、颈部受寒所致。轻者4~5天可自愈，重者可迁延数周。

如何预防孩子落枕

对于落枕，除要注意调整睡觉姿势外，同时还应该做到以下几点。

避免受风寒

一旦出现落枕的情况，患者除了要及时地缓解颈部的不适症状，还应该做好颈部的保暖措施。落枕后不要让脖子再受到凉风，特别是在寒冷的冬季和炎热的夏季。炎热的天气让很多人长时间待在空调房内，如果不做好颈部的保暖措施，就会导致不适症状加重。此外，在出现落枕后，不宜让颈部过度疲劳，最好能够多休息。

换掉高枕头

我们经常说的"高枕无忧"，其实是不对的，尤其是对正在发育中的孩子来说，更是不可取的。高枕头可能造成"落枕"，选择适合孩子的枕头和选择合适的床一样重要。睡觉时一定不要只枕头，还要枕脖子，脖子悬空很不利于颈椎健康。

睡觉时不仅需要保持颈椎的正常生理弯曲，而且要保证头部的血液循环和呼吸道通畅。如果枕头过高，平躺时不利于很好地维持颈椎的正常生理弯曲，而使颈椎形成反方向弯曲的趋势，不符合生物力学结构，容易造成颈部肌肉僵硬，长期下去，会使颈椎生理弯曲不足、变直，甚至反张。而侧身躺着时，枕头过高会使颈部侧向抬高，肌肉不能充分放松，同样会紧张过度，再一着凉，就容易落枕了。

枕头软硬要适中，弹性要好。枕头过硬，脖子的肌肉、头部与枕头接触的地方会因过度挤压而使血流不畅，容易造成颈部僵硬不适；枕头过软，很难维持一定的高度，不能充分支撑住头、颈部，也会造成疲劳。而且枕头的长度要合适，翻身的时候可以使头部和脖子充分枕到枕头。枕头的枕芯一定要合适，透气要充分，并且吸湿性能要强。

热敷

落枕会导致脖子出现僵硬及酸痛的症状，这个时候除了要做好保暖措施及注意多休息之外，还可以通过热敷的方法来缓解不适症状。特别是因为受了风寒而脖子疼痛的，在这个时候不妨用热毛巾或热敷袋敷脖子，这样可以缓解脖子僵硬和酸痛的症状。

在热敷时还可以配合按摩天柱穴，这样不仅能够加快颈部不适症状的缓解，同时还能有效地促进血液循环，对其他不适症状也能加以缓解。

在生活中我们还要特别注意对颈部的保养，最好不要长时间保持同一种姿势，特别是现在很多孩子用手机、电脑时间相对较多，这样对颈部造成的伤害极大，平时应该注意适当活动，以防颈椎病。

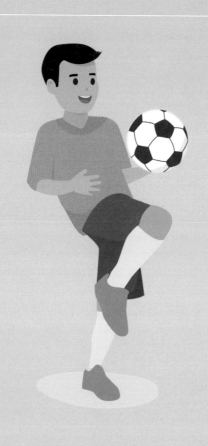

第4章
胸椎保健，
让孩子挺起胸膛

胸椎上承颈椎，下连腰椎，有着十分重要的作用。人们常说，好的仪态要昂首挺胸，如果胸椎出了问题，想挺起胸膛也是一件很难的事情。因此，要想孩子有挺拔的仪态，就要保护好胸椎。

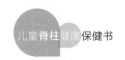

从上到下说说胸椎

胸椎的结构

胸椎上承颈椎，下连腰椎，由12节椎骨构成。胸椎的椎体呈心形，长、宽介于颈椎和腰椎之间。椎体左侧扁平，与降主动脉有关系。胸椎的椎孔是圆形的，比颈椎和腰椎的椎孔小。

胸椎上关节突的关节面呈椭圆形，冠状位，下关节突为椎板下缘的突起，其关节面朝向与上关节突的关节面相反，上、下关节突构成关节突关节。胸椎棘突较长，截面像一个三角形，棘突伸向后方，并依次相掩，呈叠瓦状，一片压一片。

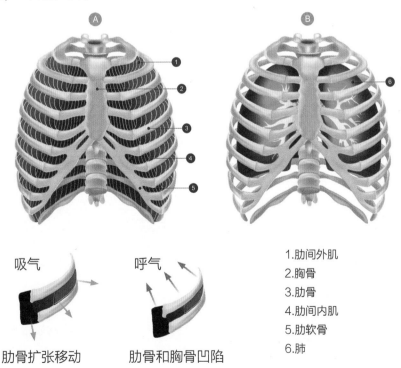

吸气　　　　　　　呼气

肋骨扩张移动　　　肋骨和胸骨凹陷

1.肋间外肌
2.胸骨
3.肋骨
4.肋间内肌
5.肋软骨
6.肺

上面4个胸椎的棘突就像刀片一样，朝后，与水平面呈40°夹角；其余8个胸椎的棘突更长，朝下，与水平面呈60°夹角。

人的4个生理弯曲缺一不可，只有这4个生理弯曲相互配合、联合运作，不出现问题，我们的身体才能灵活自如地运动。

胸椎的自然曲度是向后的。虽然胸椎本身不像腰椎或颈椎那样容易出现力学紊乱问题，但在很多情况下，由于脊椎节节相关的特性，很容易发生继发于颈椎或腰椎疾病的胸椎椎间关节错位。同样，胸廓形态和运动的异常也会对胸椎产生一些影响。

此外，位于相对活动和相对固定的不同脊椎区域的交界处也是容易受损伤的地方，如颈椎和胸椎结合处、胸椎和腰椎结合处。

胸骨两侧连接着肋骨，第一至第七肋骨的前段都和胸骨相连。竖直的胸骨不但像房梁一样给肋骨提供了支撑，而且还能保证左右肋骨位置稳定，从而使人体重要的脏腑，如心脏、肺等可以安放其中。同时，由于受到肋骨和胸骨的限制，胸椎是脊椎中活动范围最小的，只能略有屈伸及旋转，再加上胸骨和肋骨的"强强联合"，因此，胸椎遭受急性创伤的可能性要比其他脊椎少得多。这样一来，处于胸椎保护下的脏腑也就相对安全多了。

胸椎的重要性

胸椎的第一椎体处在"十"字线的交会处，如果这个地方出现了问题，如歪了、旋转了、侧弯了，那脊椎就会对颈、两肩、上背部4个方向都产生很严重的影响。来自颈椎的强大影响首先要通过第一胸椎再影响其下的脊椎，在这里我们看到了第一胸椎的重要地位，它处于胸椎这一"平原"的"第一要塞"。在脊椎中，颈椎的活动性最强，胸椎的活动性最差但稳定性最强。处于胸椎最上端的第一胸椎，既要有一定的灵活性以适应颈椎，又要有充分的稳定性以履行胸椎维护心、肺功能的职责。第一胸椎一方面在颈椎某种扭曲的长期影响下不得不产生一定的偏移，另一方面又主导着其下的胸椎摆出

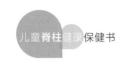

稳固的阵势，不想听从颈椎的随意摆布。因此，常常有患者转头时受到上背部的限制或是"反抗"（即疼痛）。较多见的还有上背部一侧疼痛、肩膀酸痛、有沉重压迫感。胸椎的旁边有大椎穴、陶道穴、身柱穴，通过按摩这3个穴位可辅助治疗脊痛、头痛等病症。

在上半身的"十"字结构中，第一胸椎占据在"十"字的中心，就是说来自任何一方的力量都要经过它、作用于它、受制于它。如习惯用右手的人，第一胸椎棘突会常常转向右侧；一只手独立拉、提重物时，胸椎也可能被拉伤并偏向与手用力同向的这一侧。第一胸椎的偏移，也会使周围的结构随之改变而产生许多症状。第一胸椎的下面是通向心脏的第一对交感神经，因此它的地位十分重要，被称为"第一要塞"。据此可以说，只要不断地调整好第一胸椎的位置，就可以傲视"四方"而使"中原"立于不败之地。

当颈椎结构异常、灵活性降低时，就会对胸椎产生不正常的扭力与较强的冲击，而首当其冲的就是第一胸椎。肋骨与胸骨相连，内有心脏与肺。由于肋骨的存在，胸椎的活动范围有限。在颈椎的作用下，第一胸椎会适应性地产生偏位，其他胸椎也会依次产生相应的偏移。骨盆的扭曲也会通过对腰椎的影响进而影响胸椎的结构。因此，在上下两端的作用下，胸椎就会适应性地形成一种扭曲的形状。在这种情况下，胸椎本来就非常有限的活动范围又被大大地限制了。胸椎内部扭力的增加，首先会在某个最薄弱点产生疼痛、扭曲及其他症状，并反复发作，使胸椎的结构更加变形，也使治疗更为困难。但是在胸椎的治疗中，第一胸椎起到主导作用，在分析复杂的胸椎结构时，总是要特别关注第一胸椎的状况。

只有保证了胸椎的健康，才能最终保证人的健康与长寿。因为胸椎发出的12对神经所控制的内脏器官非常多，分别主管着相应脏腑的功能，所以一旦胸椎发生错位，就可能影响相应内脏的功能。例如，处于胸腔内核心地位的心脏，它统率全身，必须得到最周密的保护。一旦胸椎出现问题，心脏就会受到干扰，人的生命就会有危险。所以说，胸椎就是保护我们脏腑的"卫士"，保护胸椎，其实就是在保护我们的脏腑。

胸椎异常可能会引发的病症

正是由于胸椎与脏腑的关系密切，所以一旦胸椎受损，往往会引起相关部位脏腑的一系列不良反应。

胸神经负责胸腔和腹腔脏器的活动，其中第一胸椎至第四胸椎负责保护心脏和肺脏，尤其是第一胸椎和第二胸椎，与心脏神经丛有着极为密切的关系。一旦这段神经受到刺激，将会造成心房颤动、期前收缩、冠心病、心律失常、肺部及支气管疾病、乳腺增生等疾病。

第五胸椎至第八胸椎主要保护腹腔脏器，负责保护肝、胆、胃、脾、胰、十二指肠及小肠等器官。如果这段神经受到压迫，就会引起肝胆病、胃痛、十二指肠溃疡、糖尿病、消化不良、腹泻等疾病。

第九胸椎和第十胸椎主要保护肾脏。如果这段神经出问题，就会导致肾功能失调，出现尿血、尿浊、尿不畅、水肿、浑身无力等症状。

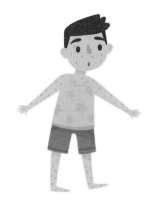
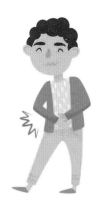
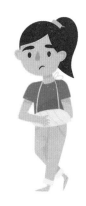

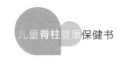
孩子消化不良、没食欲，
可能和胸椎有关系

胸椎病也能引起消化不良

消化不良对于现代人而言并不陌生，因为现在大多数人都有着不良的饮食习惯，因此常会出现腹部不适、腹痛、腹胀、腹泻等症状，严重时可能导致人体营养不良和各种肠胃疾病，对患者的生活影响极大。消化不良按病因可分为器质性消化不良和功能性消化不良两种。

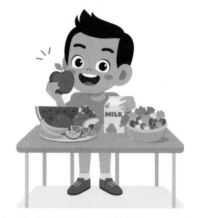

功能性消化不良一般不涉及脏器本身的实质性病变，病情较轻，例如，胃受凉不舒服，吃点药调理一下就好了。器质性消化不良是指身体内脏器遭到了破坏，病情比较严重，例如，胃溃疡，这就是胃本身出毛病了。

很多人都知道消化不良与不良饮食习惯、不良情绪等有关。事实上，功能性消化不良还与我们的胸椎有关。当第六胸椎至第八胸椎错位，压迫了支配小肠的胸神经时，就会出现上腹不适或疼痛、腹胀、腹泻、食欲不振、胃灼热、打饱嗝、恶心、呕吐或反胃等上消化道症状。如果出现上述症状，上消化道检查结果与症状又不相符时，就应考虑是不是胸椎出现了问题，需到医院做进一步检查。

功能性消化不良通过正脊复位，就能得到明显改善，家长平时还可以多给孩子按摩腹部，方法很简单：将双手手掌相叠放在腹部，以肚脐为中心，在中、下腹部沿顺时针方向按摩几分钟，以腹部有温热感为宜。

预防孩子消化不良，在饮食上要多加注意，具体如下。

- 应避免吃油腻及刺激性食物。
- 养成良好的生活习惯，避免暴饮暴食及睡前进食过量。
- 可采取少食多餐的方法。
- 饮食中要注意多吃含有纤维的食物，如新鲜蔬菜和水果。
- 餐后应适当休息，避免立刻工作或剧烈运动，但也不要马上躺下来或坐在沙发上看电视。
- 加强体育锻炼，每周应至少进行3次户外运动。

孩子食欲缺乏不一定是胃出了问题

有时候孩子会不想吃东西，没有吃东西的欲望，这种症状也被称作食欲缺乏。如果有好长一段时间孩子都缺乏食欲，那么就要注意调养了，因为食欲缺乏可能意味着身体出现了某些问题。

有些孩子一见到饭就发愁，吃饭像吃药一样，痛苦不堪。尤其是那些正长身体的孩子，他们需要丰富的营养，却这也不吃、那也不吃。出现这样的症状的原因可能是胸椎出了问题，导致控制消化系统的神经出现了问题。因为脊椎所发出的神经控制着一切，一旦神经系统受到了影响，生理平衡就乱了，消化系统也就乱了。胸椎的偏移对于人体的影响不容忽视，因为胸椎所发出的神经控制着人体许多重要的器官，食欲缺乏很有可能是胸椎偏移干扰了与胃相关的神经所引发的。

胸椎的问题需要谨慎对待，因为胸椎轻微的位移不仅可能影响到心脏，而且会影响到消化系统和呼吸系统等，甚至会影响到人体的免疫系统。

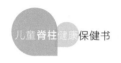
胸背痛应警惕胸椎小关节紊乱症

胸背痛是儿童常见病之一，严重影响患儿的学习与生活，但是不少家长对这种疾病仍不够重视，有的家长"硬撑"着不去就医；有的家长则盲目投医，在没有确诊的情况下就去一些小诊所就诊，以致延误病情，症状越来越严重。

为什么会出现胸背痛

孩子胸背痛的原因主要有以下3种。

第一个原因	可能是由于剧烈运动或过度劳损，胸背部会出现疼痛、不适等症状，休息之后症状即可缓解，基本上不用治疗。
第二个原因	可能是出现了感染性疾病，如肺炎、结核性胸膜炎等，需要及时带孩子去医院进行胸片检查和CT检查，如果出现炎症则需要及时使用抗炎药物进行治疗。
第三个原因	可能是损伤导致，若受到外力撞击会导致胸背部骨头损伤，出现疼痛的症状。

胸背痛和胸椎有什么关系

除呼吸系统疾病、循环系统疾病、消化系统疾病及某些脏器发生病变能够引发胸背痛外，胸椎小关节紊乱也是造成胸背痛的常见原因。

人体的脊椎是椎骨借助关节、椎间盘和韧带所构成的。脊椎上附有丰富的肌肉，以加强脊椎的稳定性。在正常情况下，这些韧带和肌肉维持着脊椎的稳定。胸椎因为有胸廓等其他组织加固，相比颈椎和腰椎要稳定一些，所以受到损伤的概率比较小。但是随着胸椎间盘

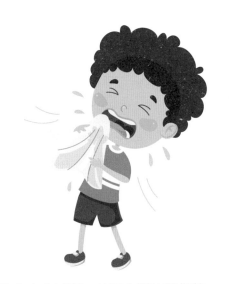

及其椎间韧带等组织的退变，胸椎的稳定性会大大减弱，从而会增加损伤的概率。例如，上肢运动过量或受寒、劳累过度、受到强烈外力的挤压、用力过猛、扭转或睡眠姿势不当等，都能造成胸椎后关节的错位、胸椎关节的错位或半脱位，从而刺激肋间神经或胸神经后支，导致急性胸背痛。时间一长，这些错位的关节及其周围的肌肉组织就会发生无菌性炎症改变，逐渐转变为慢性胸背痛。

此外，根据发生部位的不同，胸椎小关节紊乱分为高位和低位两大类。高位发生于第一胸椎至第四胸椎，表现为腰背酸痛、四肢无力；低位则发生于第五胸椎以下，表现为脊背和肋间神经痛。该病症主要是受到外力的作用使胸椎的关节突关节发生移位而引起的，所以在治疗的时候一定要注意控制力道，否则就会造成更严重的损伤。

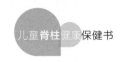

当心**慢性疲劳综合征**盯上孩子

乏力、疲劳、无精打采属于亚健康状态，也是慢性疲劳综合征的部分表现。随着现代生活方式、生活节奏的改变，人们的生活节奏普遍加快、生活压力变大，易导致精神倦怠、体倦乏力。现在孩子的课业压力比较大，也有可能导致慢性疲劳综合征。

当孩子疲劳乏力时，常见的原因有如下几种。①活动量大造成的劳累感，属正常情况，休息后可自行改善；②伴随着心脏疾病出现疲乏无力的临床表现；③患儿感染肝炎病毒后，会出现疲乏无力的表现（如甲型肝炎病毒感染）并伴随食欲不振、腹胀、恶心、呕吐等相关症状。另外，患有先天性疾病和血液疾病的情况下，也会出现疲乏无力的症状，需要进一步检查。

一般来说，孩子的精力是比较旺盛的，但是如果其白天活动过多，就会感到疲劳乏力。如果孩子疲劳乏力症状持续时间比较长，或者有心慌、面色苍白等症状，则建议家长带孩子到医院做心电图或者心脏方面的检查，看是否有心肌炎等疾病。

过度疲劳压迫胸椎

研究证明，慢性疲劳综合征发生时，胸椎会压迫自主神经，引起内脏功能紊乱，形成一系列的精神与心理上的不适感。表现的症状为不明原因的记忆力减退，注意力不集中；坐立不安，心烦意乱，易躁，易怒，抑郁，少言懒语；反应迟钝，睡眠质量不佳，腰膝酸软，全身乏力。

很多人对自身的疲劳并不在意，认为只要休息一下就可以了。但是，慢性疲劳综合征并不是通过简单的休息就能缓解的，应根据病情进行相应的治疗和脊柱矫正，也可以通过自我保健按摩来调节脏腑功能，改善症状。

让孩子身心放松，缓解压力

多倾听孩子的想法

家长要做孩子宣泄的倾听者，要耐下心来，用心听孩子讲话，观察孩子的表情、动作等非言语信息。在听的过程中，可以适当地对孩子所说的信息给予反馈，这样能确保自己听到内容的准确性，而且能激发孩子述说的欲望。孩子表达的过程既是宣泄自己情绪的过程，也是梳理自己思路的过程。

教孩子正视挫折和压力

不面临挫折的孩子也许永远长不大，生而为人，肯定会在有生之年遭遇各种顺意或不顺意的事情，因此要教孩子正视挫折和压力。教孩子在面对欠佳的成绩、老师的批评、繁重的学习时，以乐观的态度和充足的信心看待挫折和压力，家长应正面引导，帮助孩子理解老师的教育目的，教会孩子如何面对失败，告诉孩子挫折和失败是人生的老师，应淡化成绩的得失，关注心理成长。家长的鼓励是孩子战胜困难的勇气和毅力的源泉。

常带孩子出去走走

到了周末、节假日，家长可以多带孩子出去走走，增加和孩子交流的机会。很多孩子的内心脆弱，抗压能力不足，家长带着孩子进行户外活动的过程中，不仅可以磨炼孩子的意志力，也可以释放孩子的天性和压力。不仅如此，孩子在进行户外活动的过程中，会接触很多不一样的事物。用眼睛看到的景色和事物，是通过读书或者看视频无法真切感受得到的，孩子眼界开阔了，目光自然放得长远，不会轻易被情绪左右。

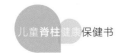
让孩子多做自己想做的事情

鼓励孩子培养自己的兴趣爱好，多参加一些学校组织的课外活动，多和朋友相处，这对缓解孩子的心理压力是大有裨益的。因此，家长要尊重孩子的爱好，千万不要强迫孩子按照大人的想法去学这个、学那个，应该多听听孩子自己的意愿。

培养孩子爱运动的习惯

在影视剧中，我们经常可以看到这样一些片段：当一个人心情不好的时候，他会在马路上奔跑。其实这就是一种宣泄情绪的手段，通过运动来宣泄心中的不满、悲伤，总比闷闷不乐好。而且，运动有助于多巴胺的分泌，这种物质会给人带来快乐。除此之外，坚持运动的孩子往往会更加自律，他们更注重对时间的规划，这也是难得的优点。

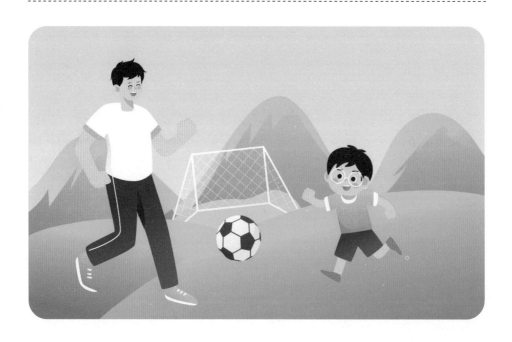

别让驼背影响孩子的一生

驼背是一种较为常见的胸椎后凸引起的脊柱弯曲。正常的胸椎生理弯曲是向后弓的，由于胸椎经常承受来自头部和躯干的压力，再加上腰椎的支撑不足，背部肌肉薄弱、松弛无力，就会出现胸椎弯曲。

孩子驼背的特征

先观察孩子两侧的肩背部有没有地方鼓起，如果有，用手捏一捏，鼓起处是否比较僵硬？如果这两种情况都有，说明该处的肌肉已经开始纤维化。再仔细观察这些鼓起的硬块，若硬块大小不一，有些甚至和拳头一般大，那这些硬块就与驼背有关系。还可以再观察孩子脖子后面的肌肉有没有异常凸起，这些变化也是长期驼背所造成的。

孩子驼背的危害

驼背不仅影响人外型上的美观，对人的身体健康也有一定的影响。

有研究表明：人的头部每朝前倾斜10°，肩膀就会随之增加大约两个头颅重量的压力。这个影响有多大呢？我们不妨通过试验来体会一下：坐在椅子上，头朝前倾斜，佝偻身体，这个时候你会感觉到颈部前面和腹部的肌肉很紧绷，甚至酸痛，因为此时支撑身体的是前面的肌肉，而肩背部的肌肉就起不到应有的作用了。所以说，头部越朝向前方，肩膀所受的压力就越大。时间一长，肩部肌肉就会因为用力过度而变得僵硬、纤维化，进而影响血液循环。

驼背对人体心脏的损害也是非常严重的。长期驼背会使人体胸椎之间的

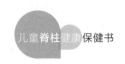

间隙变得狭窄，胸腔就好像被困住一样，无法自由地呼吸新鲜空气，久而久之，自然就没有力气带动心脏泵出充足的血液供给身体，因此很容易患上心脏病。

孩子驼背以预防为主

预防孩子驼背主要还是从日常生活习惯入手。

对于青少年来讲，由于骨骼内有机物成分比较多，这样的骨骼韧性比较强，具有较大的可塑性，一旦不注意坐、立、行、走的姿势，就很容易发生脊柱变形，从而造成驼背。因此，青少年在站立、行走的时候，胸部要自然挺直，两肩要向后自然舒展；坐的时候脊柱要挺直，看书写字时不要过分低头，更不要趴在桌子上；最好睡硬板床，这样能够使脊柱在睡眠时保持平直；加强体育锻炼，认真上体育课，做好课间操，促进肌肉力量的发展。

女孩子最好不要穿高跟鞋。因为从受力角度来看，人体在负重站立时，脚跟和前脚掌各承受一半的重量，其中脚趾又承担了前脚掌一半的重量，而在行走时，大脚趾和第二脚趾承担着主要的承重任务。当把脚放在一双跟高、头尖、底硬的鞋子里，特别是那种形似酒杯的高跟鞋里时，再加上含胸，这样不仅改变了双脚承受体重的合理比例，使脚趾受到挤压，而且还不能减轻因行走、跳跃而产生的冲击力，时间一长，必然会使脊柱受损，从而导致驼背。

脊柱侧弯要**早发现、早治疗**

儿童脊柱侧弯是发生在儿童生长发育期间原因不明的脊柱侧凸，由脊柱的骨骼、肌肉及神经病理性改变所致。它不同于成年人功能性和退变性的脊柱侧弯，故又称为特异性侧弯。

什么是脊柱侧弯

脊柱侧弯俗称脊柱侧凸，是一种脊柱的三维畸形。正常人的脊柱从后面看应该呈一条直线，并且躯干两侧对称。如果从正面看有双肩不等高或从后面看有后背左右不平的情况，就应怀疑是脊柱侧弯。轻度的脊柱侧弯通常没有明显的不适，从外观上也看不到明显的躯体畸形；较重的脊柱侧弯则会影响婴幼儿及青少年的生长发育，使身体变形，严重者可能会影响心肺功能，甚至累及脊髓，造成瘫痪。轻度的脊柱侧弯可以通过按摩、佩戴矫形器等方法来矫正，严重的脊柱侧弯则需要进行手术治疗。

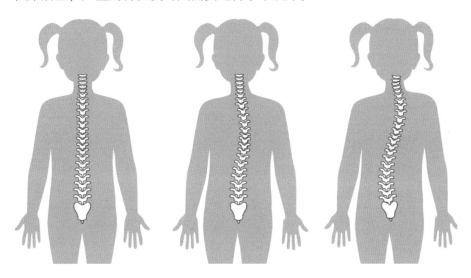

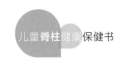

儿童脊柱侧弯到目前为止还没有一个明确的发病原因。据研究，在青少年生长发育过程中，维持脊柱正常生理形态及功能的骨骼、肌肉及神经的病理性改变，如头颈部外伤、营养不良、胸膜炎、腰大肌发育不良，以及体内激素水平的改变、药物的滥用等，均可成为发病的诱因。

脊柱侧弯的家庭筛查

脊柱侧弯目前只能是早发现、早治疗。建议每位家长每年花几分钟的时间来帮孩子筛查脊柱侧弯。最好让孩子把上衣脱掉，光脚自然站立，家长站在孩子身后进行观察。具体步骤如下。

- 看孩子的肩膀是否一样高。
- 用手摸一摸孩子背部的肩胛骨有没有一侧肩胛骨向后凸起。
- 用手摸一摸孩子背部肩胛骨的最下端，看看是否等高。
- 让孩子弯腰看向地板，双手自然下垂。触摸并对比孩子两侧腰部是否有隆起，两侧是否对称。
- 用中指和食指夹着孩子的脊柱突从颈椎向腰椎处往下划，看能否划出直线。

以上为脊柱侧弯的"五步筛查法"，如果孩子在任意一步有异常，请及时带他去医院检查，以免耽误治疗。

儿童脊柱侧弯的危害

儿童脊柱侧弯的危害是很大的，不仅影响体态和姿势，而且会给健康、生活、劳动、学习和社会交往带来直接影响。严重的脊柱侧弯还会给孩子增加沉重的心理压力和精神负担。

首先，对于孩子来说，一旦出现脊柱侧弯，往往会造成个子矮小甚至不长个儿的情况。

其次，脊柱侧弯会深深影响五脏六腑。脊椎侧弯若是发生在胸段，必然会导致患儿胸腔纵径减小，同时引起胸廓变形，其肋间距也会出现凹侧减小、凸侧加大的情况。而这样的改变，势必让胸腔的横断面变扁，胸腔容积变小，并且使附着其上的呼吸肌出现功能性障碍。长此以往，患儿的胸腔会变得僵硬，呼吸时感觉费力，最后有可能引起呼吸肌疲乏，严重的甚至会出现肺动脉高压和肺心病。

最后，脊柱侧弯还会对人的寿命造成很大影响。脊柱严重侧弯会导致身体发生一系列的病变，这样一来，人体的健康就会大大受损，长此以往，还会有终身瘫痪的危险，使生活质量明显下降，因此，脊柱侧弯患者的平均寿命往往要短于脊柱正常的人。

因此，一旦发现孩子出现脊柱侧弯，要立即去医院检查治疗，千万不可大意。当前，家长对孩子的成绩十分重视，对其健康也很关心，但科学的指导、督查仍显不够。随着孩子年龄的增长、身体的发育，如不能及时察觉脊柱侧弯之类的畸形，等到发育完全后再想纠正，往往为时已晚，贻误终生。

根据脊柱侧弯程度的不同做对应的治疗

临床上，通过拍 X 光片做全脊柱的正侧位片，可判断孩子是否患有脊柱侧弯。如果侧弯角度大于 10°，可诊断为脊柱侧弯。大部分青少年脊柱侧弯的侧弯度数小于 45°，往往可以通过纠正坐姿、推拿正骨、施罗斯体操康复

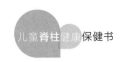

训练、佩戴矫形支具等方式加以纠正或改善，通常不需要手术。

10°~25° 　随着孩子生长发育，脊柱侧弯进展的可能性比较大，而且发现得越晚，进展的概率就越大。10°~25°的脊柱侧弯需要定期拍片观察，通过纠正坐姿、定期推拿正骨以解除肌肉痉挛，改善脊柱侧弯，并在专业医师指导下尽早进行施罗斯体操康复训练，避免短期内加重。

25°~45° 　对于25°~45°的脊柱侧弯，需要积极佩戴矫形支具进行治疗，其间需要持续较长时间的推拿正骨治疗，而且需要进行密集的施罗斯体操康复训练，与侧弯进行"赛跑"。值得强调的是，如果患者尚处于青春发育早期（10~15周岁），建议随访的频率密一些，可3~6个月随访一次；如果发现时已是15、16周岁，其骨骼已基本发育成熟，可每半年或一年随访一次。

超过45° 　超过45°的脊柱侧弯，而且每年增加5°的，保守治疗的效果不太理想，可尽早进行手术治疗。

儿童脊柱侧弯的饮食原则

一般来说，脊柱侧弯患儿的饮食只要符合营养学要求，都可以吃。只要不食用过量含激素的食品，就对脊柱侧弯的治疗没有明显的影响。

脊柱侧弯患儿应注意膳食多样化，避免不规律进食、暴饮暴食，要养成粗细粮搭配、荤素搭配和各种蔬菜类（绿色、黄色和瓜茄类）搭配混食的习惯。

饮食要有重点，手术前一段时间更要注意饮食，适当地补充蛋白质。每日蛋白质的推荐摄入量为100~150克，尽量选择富含优质蛋白质的食物。要少食多餐，可以在原来饮食的基础上，增加全脂奶或脱脂奶1份、酸奶1~2份、鸡蛋1个、大豆粉适量或豆腐1份，动物肝或肾适量。

钙对青少年的骨骼生长发育具有促进作用，平时可以适当食用全谷类食物和含钙丰富的食物，如燕麦、绿叶蔬菜、海带、豆腐及牛奶等。

避免吃硬且难以消化的食物，如豆类、花生和玉米等。

避免吃油炸、煎炸、熏蒸、烘烤、肥腻、过甜的食物。

避免吃芝麻、芝麻油、葱、姜和各种香气浓郁的调料。

脊柱侧弯按摩法

目前对于青少年脊柱侧弯的治疗，度数较小（小于45°）的患者可采用中医推拿正骨、佩戴矫形支具、施罗斯体操训练来进行康复；度数较大者（大于45°且每年增加5°的），推拿正骨效果欠佳，建议进行手术治疗。无论是选择长期佩戴矫形支具还是选择手术，对患者的身心都是一种考验。

中医推拿正骨能够松解侧弯处痉挛的肌肉，改善筋膜挛缩，调整脊椎关节突关节及神经根与周围组织结构的位置关系，从而使脊柱侧弯的临床症状得以改善，让脊柱保持一种动态的平衡，使脊柱侧弯得以纠正。该法在治疗时不会影响患者的生长发育，并可根据患者的情况灵活改变推拿力度、正骨方向和角度，因人而异。但推拿正骨必须坚持治疗，越早治疗效果越好，脊柱侧弯患者年龄越小效果越好。

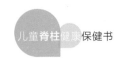

推拿正骨的4个步骤。

- 患者俯卧位，医者通过点、按、推、揉等手法松解脊柱两侧的筋膜。
- 继上势，医者双手交叉，拇指重叠，对脊柱侧弯凹侧段的深层肌肉进行重点松解，力度深沉缓和。
- 脊柱筋膜肌肉松解后，医者采用双手掌旋转复位法复位胸椎，以纠正胸椎小关节紊乱，采用腰椎斜扳法纠正腰椎小关节紊乱。
- 患者俯卧位，双下肢用治疗巾捆绑，医者用一只手的手掌定位并推按侧弯的凸侧段，另一只手提起患者双下肢往医者体侧方向提拉，双手同时有节奏地推按、提拉，以纠正脊柱侧弯畸形。

脊柱侧弯康复运动

侧移运动

侧移运动指躯干向弯曲凹陷部位侧向移位。患者被反复指示躯干向弯曲凹陷侧偏移，站立位时保持侧移姿势20秒，坐位时保持侧移姿势不动。

提拉运动

患者被指示在保持髋关节和膝关节伸直的同时，提起弯曲凸侧的脚跟，并保持该姿势20秒。这一姿势可以使弯曲凸侧的骨盆升高，间接引起凸侧椎体向凹侧倾斜，从而降低侧弯度数。

侧移—提拉运动

对于胸椎和腰椎双主弯的患者，建议采用侧移—提拉运动联合矫正。患者被指示提起弯曲凸侧的脚跟（提拉运动），同侧手虎口支撑在弯曲凸侧的腰部，同时将上半身躯干向胸椎凹侧移动（侧移运动）。

核心肌群锻炼	①飞燕夹功：患者俯卧位，曲肘贴两侧胸壁，双手握拳，手背朝上，做头颈后仰、肩胛骨内收（注意不要耸肩）、腰臀收紧、双下肢伸直夹紧的动作。 ②直腿抬高：患者仰卧位，双手交叉置于头后，双下肢伸直抬高约45°，坚持10秒，再缓慢放下。 ③单腿单手支撑：患者双膝、双手撑地，左手、右腿同时抬平，坚持10秒，一侧做完换另一侧，交叉练习。此动作可以协调平衡腰背肌。
游泳	蛙泳、自由泳都可以。游泳虽然不能矫正脊柱侧弯，但通过游泳可以减轻脊柱负荷，使凹侧短缩的肌肉得到放松，脊椎骨关节和肌肉的血供得到改善，对侧弯角度的恢复有所帮助。
吊单杠	这里我们说的吊单杠，不是一般的吊单杠，考虑到相当一部分双主弯患者存在脊柱旋转，吊单杠必须分以下三步走。 ①控制旋转，去掉脊柱弹簧效应。 ②利用自身重力纵向牵引，拉长脊柱凹侧的肌肉。 ③主动发力收缩脊柱凸侧的肌肉，主动矫正脊柱侧弯。
俯卧撑	临床常见的青少年脊柱侧弯多为一侧腰大肌不发育，导致腰椎双侧力学失衡，引起腰椎椎体旋转、侧弯，继发胸椎侧弯。同时，脊柱侧弯进一步破坏整体力学（竖脊肌、骶髂韧带等）的平衡。因此，在治疗上，首先要恢复、改善动力肌肉韧带。俯卧撑能调整竖脊

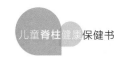

肌、腰大肌、骶髂韧带前后的维系力，通过增强其活力和韧性，维持脊柱内外平衡，有利于脊柱侧弯的矫正和康复。做俯卧撑时，身体必须保持从肩膀到脚踝呈一条直线，双臂应该放在胸部位置，两手距离略宽于肩膀。应该用2~3秒的时间来充分下降身体，最终胸部距离地面应该是2~3厘米；然后马上用力撑起，回到起始位置。如果做不了一个完整的俯卧撑，也可以膝盖着地。这是当完整的俯卧撑无法完成，而又想继续锻炼时可以选择的退阶方法。

引体向上

引体向上能调整竖脊肌、腰大肌的维系力，通过增强其活力和韧性，维持脊柱内外平衡，有利于脊柱侧弯的矫正和康复。两手用宽握距正握（掌心向前）单杠，宽度略宽于肩，自然下垂伸直，两脚离地；用背阔肌的收缩力量将身体往上拉起，当下巴超过单杠时稍作停顿，静止1秒，使背阔肌彻底收缩；然后逐渐放松背阔肌，让身体徐徐下降，直至恢复到完全下垂，重复此套动作。可以弯曲膝关节，将两小腿向后交叉，使身体略微后倾，这样能更好地锻炼背部肌肉。身体上拉时吸气，还原时呼气，不可长时间憋气。上拉时意念集中在背阔肌，把身体尽可能拉高，不要让身体摆动。

此外，青少年脊柱侧弯患者不建议做较为激烈的体育锻炼，可多做以肢体单侧运动为主的球类体育项目，如网球、乒乓球、保龄球、羽毛球等。脊柱侧弯会破坏脊柱阻尼振动的平衡，此时如果仍进行剧烈运动、负重运动，会进一步加重侧弯程度。另外，临床研究表明，脊柱侧弯患者椎旁肌的肌耐力较差，对于重度脊柱侧弯患者来说，易影响其心肺功能，因此该类患者易疲劳，运动后易出现气短、呼吸困难、胸闷、心悸、下肢麻木等不适症状。

如何预防脊柱侧弯

根据临床观察，青少年脊柱侧弯患者一般在6～7岁开始出现轻度侧弯，侧弯度数一般会在10°左右，进入青春期后，每年侧弯度数会逐渐加大，故需定期随访。另外，对于青少年脊柱侧弯患者的治疗，也应定期随访复查脊柱X光片，观察其侧弯度数的变化。

从社会层面看，需进一步加强对脊柱侧弯的科普力度，建立起民众对脊柱侧弯的基本认识，让人们学会用简单的方法初步判别。同时，将脊柱侧弯纳入青少年定期体检项目，争取做到早发现、早诊断、早干预。

从家庭层面看，家长要及时纠正孩子的不良生活习惯，如不良坐姿（跷二郎腿、趴在桌子上写作业等）、久坐、枕过高的枕头、长期背单肩包等。

从个人层面看，青少年在完成学业之余，一定不能忽视体育锻炼，尤其是在身体快速发育阶段，要主动加强腹肌和腰背肌等核心力量肌群的训练，如平板支撑、臀桥运动等，提高脊柱的稳定性。同时，还要注意合理的饮食和营养搭配，加强钙质补充。

脊柱侧弯的危害不小，但如果能做到早筛查、早发现、早诊断、早干预，其并非不可战胜。

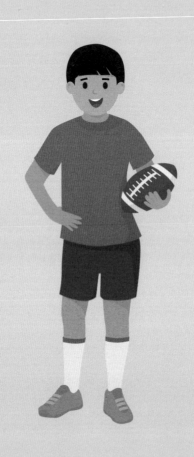

第5章

腰椎护理，
让孩子挺直腰杆

　　腰椎上接胸椎，下达骨盆、尾椎，起着承上启下的作用。健康的腰椎是孩子保持良好仪态的基础。"孩子没有腰"，其实是说孩子的腰部柔韧性较好，很容易做下腰、攀爬、打滚等动作，并不是说孩子真的没有腰。孩子的腰椎结构和成人一样，只是尚未发育完善而已。如果孩子平时经常说自己腰疼，家长切不可掉以轻心，一定要带孩子去医院就诊。

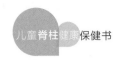

腰椎的**重要性**

腰椎位于身体的中段，上连颈椎、胸椎，下连骶椎。正常人体的腰椎通常由5个椎体组成。第一腰椎至第五腰椎均由椎体、椎弓及椎弓上的突起等基本解剖结构组成。因生理的需求，它们并不生长在一条直线上，而是呈中部向前凸出的前凸形，从侧面看，腰椎犹如一座坡度平缓的小包。

总体上看，腰椎比颈椎或胸椎的椎体大且厚，主要由松质骨组成，外层的密质骨较薄。从侧面看，腰椎略呈楔状，横径大于前后径。由于腰椎自上而下每一个椎体所承受的负荷逐渐增大，因此椎体体积也从第一腰椎至第五腰椎逐渐增大，这一特点可使腰椎承重和传递力的功能更为稳定。

与颈椎、胸椎一样，腰椎的椎体之间由椎间盘相连。椎间盘包括3种结构：上下软骨、作为围墙的纤维环和胶状的髓核。在这3种结构中，最坚固的是软骨，弹性最强的是髓核，最容易磨损的是纤维环。当纤维环受到磨损

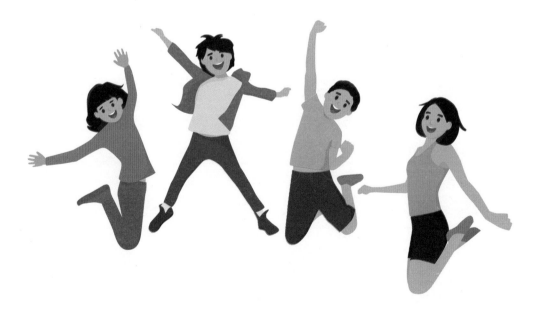

后，胶状的髓核就会溢出，并挤占神经的所在空间。根据神经被侵占地盘的多少，椎间盘的问题又分为膨出、突出及椎管狭窄。

腰椎的椎弓及突起位于椎体的后方，包括椎弓根、椎板、上下关节突、棘突和左右横突7个突起。其中，椎间孔、椎弓根上方有一上切迹，下方有一下切迹。上一个椎体的椎弓根下切迹与下一个椎体的椎弓根上切迹共同构成椎间孔，其间有脊神经通过。上下关节突、棘突及左右横突均为肌肉、韧带的附着部位，并由此连接上下腰椎。

再来看看腰椎的椎孔结构，从形状上看，椎孔由椎体的后方和椎弓共同形成，椎孔的前壁为椎体的后部，后壁和侧壁为椎弓。腰椎椎孔的形状可为椭圆形、三角形或三叶形。脊柱的全部椎孔借助韧带等组织相连，组成椎管。与颈椎、胸椎的椎管一样，脊髓和马尾神经、脊神经等神经传导系统也从腰椎椎管内通过。因此，腰椎椎管的病变也会导致腰部与脊神经支配区的疼痛。

第三腰椎位于腰椎生理弯曲的顶点处，横突相对较长，因此这里是扭力聚集的部位，同时也是最易出现损伤的地方。腰椎内的神经影响大肠、小肠、肾脏、膀胱、子宫、泌尿系统等的部分运作，因此一旦腰椎受损，就很容易发生与上述脏器系统相关的疾病。

我们应当在儿童时期就注重保养腰椎，大家都要有一个牢固的、非常明确的保护腰椎、让腰椎尽量不受伤的观念。但是不要怕出现运动损伤，因为怕受伤，令孩子不敢玩、不敢动，不敢到外面跑、跳、锻炼，也是不可取的。孩子需要锻炼，只要锻炼的方法正确，就不会受伤。

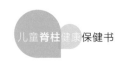
警惕孩子腰腿痛

不论是腰痛还是腿痛，或是二者相伴而来，都只是症状，并不算是独立的疾病。可以说，腰腿痛是十分常见的症状，仅次于感冒，平均每10个人中就有8个人会有不同程度的腰腿痛，而95%的腰腿痛患者会有复发的迹象。腰腿痛不仅痛苦、恼人，还会影响生活及工作。

腰腿痛往往相伴而来

腰腿痛的发生原因有很多，也很复杂，最常见的原因就是腰椎关节错位。现代科学研究发现，90%以上的腰腿痛患者都存在腰椎关节错位的情况。由于力学关系的影响，腰椎关节错位会使腰椎椎体间的椎间孔变小，相对应的神经和血管受到刺激，就会造成神经损伤和血管供血减弱，出现腰腿痛、下肢麻木等一系列症状。

当然，腰椎关节错位位置不同，所出现的腰腿痛症状也不同。

如果是第十二胸椎至第一腰椎关节错位，刺激了相应的神经，这时只是表现为腰痛、直弯腰受限，但下肢没有明显症状，通常通过正脊复位能取得不错的效果。如果症状较轻，可多点揉委中穴，并配第十二胸椎至第一腰椎处的夹脊穴，会有很好的保健效果。

如果是第一腰椎、第二腰椎错位，刺激了相应的神经，通常会表现为腰臀部疼痛。可点揉委中穴，并配第一腰椎、第二腰椎处的夹脊穴。

如果是第二腰椎、第三腰椎错位，刺激了相应的神经，通常会表现为腰臀大腿疼痛。可点揉委中穴，并配第二腰椎、第三腰椎处的夹脊穴。

如果是第三腰椎、第四腰椎错位，刺激了相应的神经，则会有膝关节内侧痛、上下楼梯困难等症状。

如果是第四腰椎至骶椎关节错位，刺激了坐骨神经根，则表现为单侧下肢放射痛至小腿外侧并有麻痛至足面、足趾，更有麻痛至足跟。这就是我们平时说的坐骨神经痛，错位的腰椎椎体刺激了坐骨神经根，造成疼痛沿坐骨神经放射。这种情况多见于在办公室工作和使用电脑时间过长的人群。因此，这些人平时要多点揉委中穴，并配以第四腰椎至骶椎关节处的夹脊穴。坚持点揉，可预防坐骨神经痛。

要预防腰腿痛，平时要保持适当持续的运动，注意热身及选择适合自己体能的运动；均衡饮食，可多摄取强化骨骼的矿物质；维持正确的姿势，久站者可每隔一两个小时就变换站的角度或姿势，久坐者最好每隔1小时做1分钟的伸展活动或起来走动一下；另外，避免搬重物，注意适当休息。

一旦腰部出现酸痛，肌肉或关节有不平衡、筋骨伸展范围受限、闪到或受伤、四肢无力等情况，应及早就医诊治，以免加速腰椎关节损伤及退化，影响腰椎关节的正常功能。

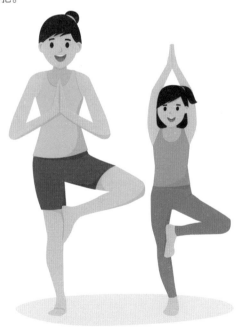

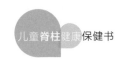

腰腿痛和脊柱的关系

腰腿痛是十分常见的症状，多与急性或慢性损伤有关，如骨折、扭伤、腰肌劳损、腰背筋膜纤维组织炎、腰椎间盘脱出症或腰椎感染性炎症及退行性骨关节病等，仅在少数情况下要考虑肿瘤的可能性。因此，发生腰腿痛时不必"谈虎色变"，患上"恐癌症"。但如果腰腿痛出现下列情况时，应警惕肿瘤的存在。

①儿童诉说持续腰腿痛，压迫或叩击局部也会引起明显的疼痛和躲避反应，并且时常出现一条或两条腿肿胀、发麻、疼痛，可致下肢突然不能运动。

②15～25周岁青少年时常诉说腰腿痛，开始较轻微，而后逐渐加重，尤以夜间为甚。压迫或叩击腰部往往引起疼痛加剧，腰椎旁肌肉出现痉挛，以致脊柱活动受限或脊柱向一侧弯曲，并伴有下肢发麻或疼痛。

③平时有腰腿痛表现，下肢毫无原因地突然出现"瘫痪"。这种瘫痪是一过性的，持续一段时间后可自动缓解。

④有腰腿痛的病史，近来骶部（尾骨）突出或隆起，有一种弹性感，压迫局部时引起明显疼痛。也会出现直肠刺激症状，表现为里急后重，即常有排便的感觉，但每次都排不出来。

⑤腰腿痛发展迅速，以致出现难以忍受的剧烈疼痛，夜晚加重而难以入眠，必须使用强效止痛药。局部压痛、叩痛及活动受限，下肢麻木或疼痛，多器官衰竭，呈现恶病质的表现。

⑥持续性腰腿痛，逐渐加重，并有全身骨痛感。肋骨、肢骨突然出现无明显外伤原因的骨折。

若出现上述情况，应到医院做进一步检查，如拍X光片、CT扫描、核磁共振等检查以及各种化验，力求明确诊断、对症治疗。

警惕**腰椎外伤**

外伤主要是指由交通事故、运动性损伤和生活中的意外等造成的损伤。这些属于不可抗力，看起来似乎不是脊柱养生所能控制的。但是如果大家留心一下就会发现，儿童的骨头比较"软"，没有成人那么容易受伤。儿童骨代谢旺盛，骨伤恢复得也比成人快，这说明儿童的骨骼素质要比成人强。如果一个人能够长期坚持脊柱养生，提高骨骼的素质和柔韧性，那么在遭遇意外的时候，脊柱损伤的程度会比较轻，康复的可能性也会比一般人大。

常见的儿童腰椎损伤的原因

自身因素 > 儿童由于本身年龄较小，骨骼生长发育不成熟，很容易出现骨折。

外部因素 > 儿童在日常生活中，若遭遇交通事故、高空坠落、重物撞击腰背部、塌方事件等暴力外伤，容易造成儿童腰段脊柱骨折。

轴向压缩 > 在胸腰段主要产生相对垂直的压缩负荷，这会导致椎体终板的破坏，进而导致椎体压缩。在作用力足够大的情况下，会产生椎体爆裂骨折。

暴力屈曲 > 暴力屈曲会导致椎体、椎间盘前缘压缩，同时椎体后缘产生张应力，后侧韧带可能没有撕裂，但是可能会产生撕脱骨折。

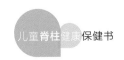

侧方 压缩	>	侧方压缩的作用机制类似于椎体前侧的压缩损伤，只不过是作用于椎体的侧方。

如何应对儿童脊柱骨折

急救处理

　　脊柱骨折和脱位的恰当急救处理，对患者的预后有重要意义。在受伤现场就地检查，主要明确以下两点：

　　①脊柱损伤的部位。如患者清醒，可询问并触摸其脊柱疼痛部位；昏迷患者可触摸脊柱后突部位。

　　②观察患者是高位四肢瘫还是下肢瘫，从而确定是颈椎损伤还是胸腰椎损伤，作为搬运时的依据。

　　在搬运过程中，应使患者脊柱保持平直，避免屈曲和扭转。可采用两人或数人在患者一侧，动作一致地平托头、胸、腰、臀、腿的平卧式搬运；或采用同时扶住患者肩部、腰部、髋部的滚动方式，将患者移至担架上。

　　针对颈椎损伤的患者，应由一人专门扶住头部或用沙袋挤住头部，以防颈椎转动。用帆布担架抬运屈曲型损伤患者应采用俯卧位。搬运用的担架应为木板担架，切忌用被单提拉两端或一人抬肩、另一人抬腿的搬运方式，这样不仅会增加患者的痛苦，还易使患者的脊椎移位加重，损伤脊髓。由于导致脊髓损伤的力量往往巨大，在急救时应特别注意颅脑和重要脏器损伤、休克等的诊断并进行优先处理，维持呼吸道通畅及生命体征稳定。

复位

根据脊柱损伤的不同类型和程度，选择恰当的复位方法。总的原则是逆损伤机制并充分利用脊柱的稳定结构复位。屈曲型损伤应过伸位复位，过伸型损伤应屈曲位复位。在复位时应注意牵引力的作用方向和大小，防止骨折脱位加重或损伤脊髓。

固定

牵引结合体位可起到良好的固定作用。如颈椎屈曲型损伤用颅骨牵引结合头颈过伸位固定，过伸型损伤则需保持颈椎屈曲20°～30°体位；而头胸支架、头颈胸石膏、颈围领等均适用于颈椎损伤。腰椎屈曲压缩性骨折可在腰部垫枕，使腰椎过伸，结合过伸位夹板支具等，能发挥复位和固定的双重作用。

功能锻炼

腰背部肌肉的主动收缩可促进骨折复位，防止肌肉僵硬萎缩及慢性腰背痛，有助于脊柱稳定。

①在损伤复位、固定完成后，开始肢体肌肉、关节的主动运动和（或）被动运动，通常以主动运动为主，被动活动为辅。功能锻炼开始得越早，恢复得越早，越晚进行锻炼则功能恢复所需的时间越长。

②循序渐进，从易到难。

③根据功能需要进行锻炼。这就要求制订恰当的功能康复的目标和计划，有针对性地进行康复训练。

④力量和耐力训练并重。肌肉力量的增长是通过锻炼逐步达到的，在具有一定肌肉力量的同时，还必须具备力量的持续性，即耐力，这样才能达到功能锻炼的目的。

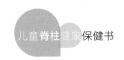
肥胖对腰椎的伤害极大

孩子是父母的掌上明珠，吃着精致美食，喝着甜品饮料，食量不限，零食不断，重肉轻素，运动量严重不足。这种进食热量高、消耗热量低的生活方式，培养出了许多"小胖子"，医学上将其称为小儿单纯性肥胖症。单纯性肥胖可见于小儿的任何年龄，以婴儿期、学龄前期及青春期为发病高峰，病因大多为能量的摄入与消耗不平衡，即营养过剩。患儿食欲极佳，进食量大，喜食肥甘，懒于活动；外表肥胖高大，体重超过同龄儿，身高、骨骼都在同龄儿的高限，面颊、肩部、胸腹的脂肪积累尤为显著，大腿、上臂粗壮而四肢端细。

肥胖会导致腰椎承受的压力变大

肥胖对腰椎肯定是有伤害的。腰椎是人体负重非常大的部位，如果过度肥胖，腰椎就会过度地承受身体的重量，时间长了就会造成腰椎损伤。过度肥胖有可能导致腰肌劳损，会引起腰部的疼痛及功能障碍；会导致椎间盘突出发生的概率增加，并且突出的程度也是明显增高的，最终形成腰椎间盘突出症，会引起腰腿痛，也有可能会出现腿麻等症状。

因此，"小胖子"可不是爱称，而是一种危险信号。

肥胖的孩子应控制体重、保护腰椎

单纯性肥胖可造成机体某些器官、系统功能性损伤，活动能力和体质下降，同时还可对儿童心理造成一定影响。此外，它还是成年期肥胖及心脑血管病、糖尿病等成年期疾病的危险因素。因此，及时纠正孩子的肥胖，对增强体质、促进发育和预防成年期疾病有着非常重要的意义。在孩子的成长过程中，一定要注意使其保持正常体重，避免过度肥胖，同时还要端正身体姿势，避免久坐，避免长期弯腰，适当进行腰背部肌肉功能锻炼。

● 调整饮食结构

孩子正处在生长发育的关键时期，日常生活中，在不节食的情况下，要懂得吃什么、怎么吃。一般来说，"小胖子"的饮食应以清淡少盐为主，尽量不吃油腻、过咸、高热量、高脂肪以及烟熏、烤、油炸过的食物。瘦肉、蛋、奶制品的摄入应该适量，而蔬菜、水果、粮食等天然作物的摄入量则不限制。做荤菜时，尽量采用清蒸、炖、煮这些健康的烹饪方式。家长应协助孩子改掉不吃早饭、晚上加餐、吃饭速度过快、暴饮暴食、边吃边玩、饭前吃零食等不良饮食习惯。

● 调整生活方式

单纯性肥胖是一个与生活方式密切相关的慢性疾病，需要慢慢调理，这种调理不仅指饮食方面，还要对孩子的生活方式进行调整。改变生活方式和矫正异常行为都需要相当长的时间，而且要进行有效减肥，严禁使用饥饿减肥法减肥，严禁实施吸脂手术减肥，严禁使用辟谷等物理减肥方法。成人减肥药会使人出现厌食、失眠、思维异常、血压升高等不良反应，会严重阻碍儿童的正常生长发育，严重时会影响儿童的智力，因此不能给孩子吃成人减肥药。

● 适当运动

鼓励孩子做适当的体力活动并持之以恒。儿童减肥应选择中小强度、长时间的有氧运动，如游泳、步行、跳绳、慢跑、爬楼梯等。每次运动时间不少于20分钟，每周3~4次。随着儿童适应能力的提高，逐渐增加运动时间和运动次数。需要注意的是，孩子在运动后如果感觉饥饿，不要立即吃东西，可先喝些白开水，再吃些稀饭和绿叶蔬菜，最后慢慢进食肉类及其他食物。

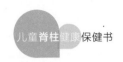

腰背痛不再是成年人的专利

腰背痛表现为腰部和背部的肌肉疼痛，有时候还会有麻木感，会使正常的活动受到限制。现在，腰背痛已经不再是成年人的专利，儿童也会出现腰背痛的症状。

儿童为什么会腰背痛

儿童腰背痛的原因有很多，跟平时的不良生活习惯、患有身体疾病有很大的关系。

● 腰部肌肉扭伤或者慢性劳损

如果儿童经常剧烈运动，或者练习舞蹈、武术，就容易导致腰背部的肌肉扭伤或者产生慢性劳损，出现疼痛、麻木、活动受限等症状。

● 腰部皮肤病变

如果儿童属于过敏体质，那么在接触到花粉、尘螨、柳絮、动物皮毛，吃了鱼、虾、蟹等容易过敏的食物之后就会产生过敏反应，从而引起皮肤病变，导致腰背痛，这时应当远离过敏原。

● 脊柱畸形

脊柱畸形是导致儿童腰背痛的常见原因。儿童生长发育迅速，脊柱的可塑性很强，容易受到各种外界因素的影响。如果在这一时期患了特发性脊柱侧弯等脊柱疾病，或者存在不正确的坐、站、行走、躺卧姿势，就会导致脊柱畸形，并且产生不同程度的腰背痛。

● 缺钙

儿童发育得很快，如果缺乏钙质，就会出现腰背痛的症状。

锻炼肌力，缓解儿童腰背痛

强化背肌	俯卧在平坦垫子上。背部发力，使髋关节以上悬空，固定脚踝（或家长帮忙按住），双手放于耳朵两侧。上身上抬20~30厘米，落至起始位置，在动作过程中保持匀速，始终保持背部发力。20~30次为一组，共做3组，有训练基础者可增加次数与组数。
小燕飞	俯身趴在垫子上，上身、腿部、双手同时抬起，离开地面20厘米，保持住。30秒一组，共做3组。
俯身手臂上提	双腿与肩同宽，双手握小哑铃或矿泉水瓶。上身向前俯身至水平位置，保持背部挺直，垂直向上拉起哑铃，手臂稍微弯曲（肘关节要向外打开，不要贴紧身体）。15次为一组，共做3组。
硬拉	站姿，双腿与肩同宽，膝关节微屈。双手握3~5斤重量的哑铃（也可双手各拿一瓶矿泉水）。始终保持背部挺直，上身缓慢向前俯身，手臂自然下垂至小腿中间位置，停留1~2秒后起身，恢复至初始位置。20次为一组，共做3组。

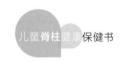
如何治疗儿童腰背痛

儿童腰背痛可能是由坐姿不正确、久坐导致的。这种情况可以通过改变孩子的坐姿，尽量减少坐的时间，注意多休息来得到改善；同时还要注意腰部的保暖，避免因受凉而加重疼痛；还可以用热毛巾或用热水袋局部热敷，或者通过按摩来缓解疼痛。

孩子的活动量比较大，也有可能是因发生肌肉劳损而引起腰背痛。可以让孩子趴在床上，进行局部按摩，结合热敷来缓解疼痛。如果疼痛得厉害，可以服用止痛的药物，但是只有在医生的指导下才可以使用。

要排除是否是骨肿瘤、骨结核等原因引起的，需要确诊后再给予相应治疗。

如何预防儿童腰背痛

孩子长时间保持同一坐姿或站姿之后，应放松腰部，或伸展腰部和四肢。

适度变换颈部的姿势，最好每学习45分钟就适当休息一会儿。

过于肥胖的孩子应该适当减肥，以减轻腰部的负担。

不宜给孩子选用过软的床垫，较硬的床垫对腰部有助益。同时尽量不要俯卧，俯卧对腰部不利。

提重物时，尽量贴近身体。

弯腰或扭腰时要尽量小心，或是尽量避免弯腰或扭腰。

长期身心劳累也是腰背痛的诱因，因此预防之道也包括不要给孩子施加过多的压力。

如何处理腰痛及其并发症

腰痛引起的并发症主要是腿部疼痛、不舒服。首先考虑是否为腰椎间盘突出而导致的腰痛，腰椎间盘突出会压迫双侧神经根，导致坐骨神经痛，并且导致腿部麻木、酸痛，严重影响患者的生活质量，长此以往也容易导致脊柱侧弯畸形。

长期腰痛的孩子可能会出现脊柱的病理性骨折。这种情况常见于骨质疏松患者，在其发病的过程中，首先会伴有腰痛，而在疾病比较严重的时候，往往会因为一个轻微的外力损伤，继而导致患者出现脊柱的病理性骨折。

腰痛有可能会并发腰背部肌肉产生失用性萎缩的情况。这种情况常见于因有腰部疾病而需要长期卧床的患者。

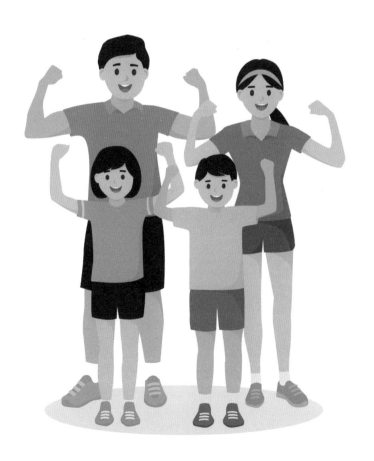

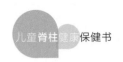

调理腰椎疾患的简易按摩法
"十字诀"

人体自身有一套运转、修复系统：困了用睡眠修复，累了用休憩调整，肌肉酸痛时用手揉一揉就能放松，筋骨疼痛时用手按一按就能缓解。下面就为大家介绍调理腰椎疾患的简易按摩法"十字诀"。

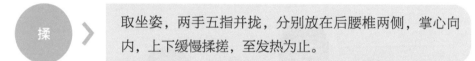

揉 ＞ 取坐姿，两手五指并拢，分别放在后腰椎两侧，掌心向内，上下缓慢揉搓，至发热为止。

滚 ＞ 两手握拳，分别放于腰部向四周滚动、按摩，自下而上，自上而下，反复多次进行。头部可配合前倾或后仰。

推 ＞ 两手对搓发热之后，重叠放于腰椎正中，自上而下推搓30～50次，搓至局部产生热感为止。

压 ＞ 两手叉腰，拇指分别按于腰眼处，用力挤压，并旋转按揉，先顺时针，后逆时针，各80圈。

捏 ＞ 两脚向前伸而坐，或弯曲膝盖，或正坐姿势均可。两手分别捏拿、提放腰部肌肉15～20次。

叩 ＞ 双手握拳，两拳拳心向外，轻叩腰部，以不引起疼痛为宜，左右同时进行，各叩30次。

抓 > 双手反叉腰，拇指在前，按压于腰侧不动，其余四指从腰椎两侧，用指腹向外抓擦皮肤，从腰眼抓到尾部，两手同时进行，各抓30次。

按 > 取坐位，以左手或右手中指指尖按揉水沟穴1~2分钟。

抖 > 两手置腰部，以掌根按揉腰眼处，手心向内快速上下抖动15~20次。

点 > 取坐位，以两手中指指尖分别点按两腿上的委中穴（膝关节后），点按1~2分钟，直至被按部位出现酸、麻、胀的感觉。

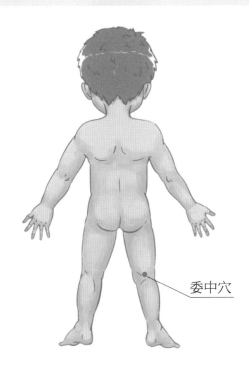

委中穴

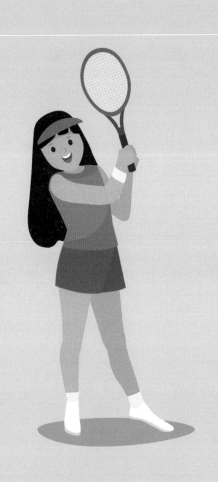

第6章

要想孩子有好的仪态，离不开骶尾椎 ●──→

骶尾椎在脊柱的最下端，是最容易被忽视的椎骨，但它是人体骨盆的组成部分，起到支撑整个上半身的作用。如果孩子的骨盆歪斜或是骶尾椎受损，必然会影响站立、坐姿仪态。因此，骶尾椎也要保护好。

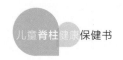

聊聊**骶骨和尾骨**

骶骨与尾骨是由骶椎尾共同构成的，位于人体脊柱的最下端，与骨盆紧密相连。人的骶椎在青少年时期是5块，到了成年以后就合成了1块骶骨。骶骨呈三角形，底向上，尖向下。骶骨是骨盆的后壁，向上与第五腰椎紧密相连，向下与尾骨相连。骶骨与髋骨紧密连接，只有在全身运动时稍有一点活动度，但对调节人体的平衡有重要作用。骶骨在骨盆结构的正中间略向上一点的位置，左右两边被髋骨围住。如果我们从侧面看，骶骨与髂骨所组成的骶髂关节位于股骨头所在位置的后上方，即骶髂关节和股骨头之间，有一段水平方向的前后距离，也就是说，支撑整个骶骨乃至整个脊柱的骶髂关节在股骨头的后方，因此，如果没有下面的其他骨头作支撑，骶骨就会有向下坠的倾向。

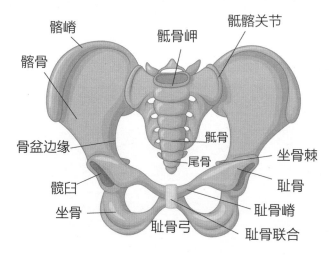

骶骨的特殊结构

很多人在负重的时候容易将姿势摆成这样：把骶骨竖起来，收着肚子，抱着东西。也就是说，人会本能地让脊柱、骶髂关节尽量地移到股骨头的正上方，以减轻骶骨下坠的力。骶骨这种独特的结构，既有优点也有缺点。优点是避免了来自躯体对股骨头的直接冲击；缺点是承重方面很吃力，因为它是"孤军奋战"，周围没有其他骨头来帮忙，所以需要强大的肌肉与韧带来保证它的稳定性，这就是为何我们的臀部是身体最厚、最发达的部位。

骶骨在整个骨盆中就相当于一块"拱顶石"，当身体重量压到它上面的时候，它不但不会松动，反而会越卡越紧，更有力地支撑骨盆。因为骶骨在骨盆的中间，呈三角形状，两边的髂骨轻轻地托住它；骶髂关节周围有很多强劲的韧带，把骶骨完全裹住、控制住，当躯干的重量压到骶骨上的时候，骶骨就会对两边的髂骨产生很大的压力，它越压，韧带绷得越紧，关节也就压得越紧，从而就像拱顶石一样卡在这个地方，既不会"扑通"一下掉下去，也不至于让关节一点活动空间都没有。因此，骶骨的作用非常大，如果没有它的这种"拱顶"作用，整个骨盆乃至脊柱的安全情况可想而知。

从骨盆的形状及内部的细微结构来讲，骶骨支撑整个脊柱的底座，它的平衡对脊柱具有重要意义。当人体直立时，骨盆向前倾斜，形成正常的倾斜度；当骨盆倾斜度发生改变时，就会影响脊柱在矢状面的重力传递线，并且倾斜度越大，重心就越往前移，脊柱势必随之前倾。因此，我们若想保持脊柱平衡，腰椎就必须增加其前凸的角度。若倾斜度减小，就很容易导致脊柱腰段产生代偿性后凸，表现为正常的前凸减少，从而出现骨盆平衡失调，而一旦骨盆失去平衡，会直接影响脊柱的平衡，还会引起心血管、胃肠系统等病变。因此，我们一定要细心保养骨盆中的骶骨，把这个基础打牢，进而保持整个脊柱的稳固性。

脊柱最末端的尾骨最容易被忽视

一个完整的脊柱还包括尾骨。人的尾骨是人类进化后"尾巴"残留的部分，它在骶骨的下端，通俗来说，就在人体的肛门往上一点，从下往上数第

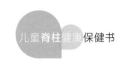

一块骨头。尾椎在青少年时期有3~4块，成年以后便合成了1块尾骨。它呈倒三角形状，尖向下，长3~4厘米，像手指头那样粗细，主要由三大部分组成，即尾骨、横突和尾骨角。

尾骨处于脊柱的最末端，且位置隐秘，因此经常被人们忽视，甚至很多人都不知道尾骨的作用，觉得它只是一块不起眼的骨头。但事实上，尾骨是保护脊柱不可缺少的部分。

首先，脊柱连接了人体的躯干骨，最上面的颈椎承托颅骨。如果没有尾骨，一旦人摔跤并且臀部先着地，就很容易将震动传导至颅骨，从而对脑组织造成伤害。实际上，尾骨与脊柱底部的骶椎有一段距离，这段空隙能起到缓冲的作用。当人一屁股摔坐在地上时，尾骨可以很好地保护脊柱，使它不会直接接触地面，从而避免或减少对脊柱的损伤。

其次，尾骨的前面和后面附着很多肌肉和韧带，能帮助人们提升腹腔内压力，打喷嚏、咳嗽等动作如果没有了尾骨的帮助，无法顺利进行。

最后，尾骨对治疗相关疾病具有很重要的参考意义。因为从西医的角度来讲，通过肛门和直肠，医生可以直接接触到尾骨，刺激尾骨神经末梢，而尾骨神经末梢与脊髓、大脑是相通的，所以这种刺激可以使中枢神经发挥免疫调控的作用，从而调理人体的一些疾病。从中医经络学的角度来讲，人体的前面是任脉，起于会阴穴，会阴穴正好位于肛门与会阴之间；后面是督脉，起于长强穴，长强穴恰恰位于尾骨。按照经络由表及里的传递顺序，如果通过直肠用特定手法来刺激这两个穴位，往往就能直接调动任督二脉的气血，从而有效调理全身疾病，达到阴阳平衡的理想状态。

因此，我们可别小看尾骨，它的损伤可能会成为导致身体疾病的罪魁祸首。

如果幼儿站立得过早、行走得过早，就容易让骶骨在躯体重压之下不断倾斜，因为幼儿关节很弱，所以会让骶骨倾斜过多。因此，发育期的骶骨、尾骨的保养更为重要，家长要顺其自然，不要让幼儿坐得太早、站得太早、跑得太早。对幼儿来说，最好的活动就是爬，不要怕弄脏和磨坏衣服。

孩子屁股上可没"三把火"，
尾骨要保护好

孩子屁股疼、坐不住，可能是尾骨受伤了

尾骨挫伤多由直接暴力所致，如高处坠落、滑倒或坐空等致臀部着地，这些会造成骶尾部的软组织挫伤或尾骨周围韧带损伤。患者受伤后会立即感到骶尾部疼痛，坐板凳时疼痛加剧，从座位站起时疼痛明显。

中医认为，尾骨挫伤是脉络受损、瘀血凝滞导致气血运行不畅而形成的局部疼痛，因此治疗原则是活血化瘀、疏经止痛。

掌摩骶尾法	患者采取俯卧位，双臂枕于额下，推拿者站于患者身体一侧，将一只手的手掌放在患者骶尾部及腰臀部的疼痛区域，做有节律的环形摩动，按摩3~10分钟。尾骨挫伤病发时，大多会同时带动骶尾部及腰臀部软组织损伤，因此对这些部位软组织损伤的治疗也是治疗尾骨挫伤的方法之一。
指压环跳穴	环跳穴位于股骨大转子最凸点与骶管裂孔连线的外1/3与中1/3交点处。患者俯卧或站立，双臂后伸，用双手拇指指端或螺纹面垂直按住环跳穴，施力按压，力度控制在自己可以承受的范围。本法刺激点集中，力量拿捏方便，具有消积导滞、活血化瘀、消肿止痛、舒筋活络、缓解痉挛等作用。

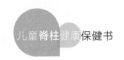

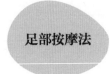

足部按摩法

患者取坐位，用右手食指关节对左脚的反射区进行刮按，时间为3~5分钟，以局部胀痛为佳，右脚以同样方法进行。人体各器官和部位在足部都有相对应的反射区，按摩足部的骶骨和内侧尾骨反射区可以缓解尾骨挫伤引发的疼痛症状。

尾骨挫伤后，患者除了要及时接受治疗，还要注意休息，清淡、温热、易消化的饮食也是很重要的。只要治疗、护理得当，尾骨挫伤慢慢就会痊愈。

骨盆移位要重视

人体的骶骨、尾骨和左右两侧的髋骨以及它们之间的连接组织共同组成了骨盆。无论是先天因素还是后天因素造成的骨盆移位都是骨盆移位综合征病发的根源。因为骨盆移位会使盆腔内的血管和神经受到压迫，进而影响脊柱及其他关节的位置和相关功能，由此引发一系列症状。

有些骨盆移位是先天性的，是胎儿通过患有骨盆移位综合征的母亲的产道时造成的。骨盆移位的母体的产道呈"＜"形弯曲，产道的肌肉又比正常时坚硬，缺乏柔软性。而胎儿的骨骼和肌肉是非常柔软的，当通过变硬而弯曲的产道时，胎儿的骨骼，特别是骨盆，就会发生歪斜。也就是说，骨盆移位由此即已发生。

后天性骨盆移位多因在日常生活中长期姿势不良，使骨盆负担过重而引发。

骨盆移位综合征多是由外伤引起的，理筋整复是主要的治疗方法，要注意防止腰骶部外伤，改正不良体位姿势，减轻骨盆负荷。

仰卧屈髋法

患者身体平躺，两眼直视上方，放松肌肉，然后轻轻呼吸，如果左侧是患侧，则左腿呈90°角屈膝，右手按在左腿弯曲的膝盖上，使腰部向右转动，左手向前平伸，与上肢垂直，同时保持左肩稳定不转动，头部偏向左方，髋部跟着腰部最大幅度地转动，反复做2～3次。如果右侧是患侧，依照此方法反向进行。此法可以减轻骨盆在日常生活中累积的负荷。

下蹲牵引法

该方法是利用自身重力或肢体运动产生的动力进行牵引的方法。准备一个与肩同高的单杠，患者双手紧握单杠，缓慢下蹲，同时保持双臂伸直，身体处于半悬垂状态，维持这个姿势30秒左右，再慢慢站立。反复进行这种下蹲起立的动作，对移位的骨盆进行牵引，每次10分钟左右。

骨盆矫正法

矫正错位骨盆、锻炼腰臀部肌肉是治疗该病症的重要方法之一。患者身体平躺，两眼直视前方，放松肌肉，双膝弯曲，双脚着地。呼气的同时将臀部尽可能地向上抬起，注意膝盖不要向两旁张开，用脚跟着地支撑身体，保持身体和骨盆、大腿呈一条直线，维持5秒后慢慢放下臀部。以10次为1组，每天做3～4组。

楼房要有地基、梁柱和屋顶，地基必须坚固端正。假如地基打得不好，不论多么坚实的梁柱、多么富丽堂皇的屋顶，迟早也会倒塌。若将人体比作楼房，骨盆是地基，脊柱是梁柱。如果骨盆移位，作为梁柱的脊柱就会随之弯曲。

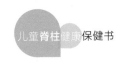

骨盆歪斜影响仪态，
及早矫正不能拖

虽然骨盆的整体性很强，但是两个骶髂关节和一个耻骨联合都是可动的，人在行走或奔跑的过程中，两个骶髂关节可以来回牵动。如果骶髂关节锁住了、僵硬了，那么活动力就会很差。因此，如果有的人在走路时臀部僵硬，腰部也直板板的，很不灵活，就会使腰椎代偿它不健全的功能，如此容易出现腰椎问题。而骨盆歪斜、旋转，可以有很多种不同的方向。

如何发现骨盆歪斜

身体仰卧、躺直，双手分别摸小腹两侧的骶髂向上嵴并感觉它们：①是否等高：如果两边的髂前上嵴不等高，说明骨盆是前后歪了；②是否平行：如果两边的髂前上嵴不平行、不在一条直线上，说明骨盆是上下歪了。

骨盆歪斜的形体特征

● 骨盆前后歪（两边的髂前上嵴不等高）

其形体特征是：两个屁股一侧大、一侧小；走路时身体斜着走；行、立、坐、卧的姿势都不正常。下面以骨盆尖左边高、右边低的症状为例，列举身体出现的异常体态。

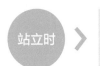 站立时 > 自己用手摸臀部能感觉到右侧屁股大、左侧屁股小，这并不是肌肉萎缩造成的，而是骨盆歪斜造成的。

卧床时 〉 身体的重心在右半身，就是身体的右半身能够紧贴床面，而左半身不能完全着床，腰部以下悬空，手能从悬空缝隙里插进去。悬空缝隙越大，腰椎异常弯曲度就越大，症状就越严重。

睡眠时 〉 总是右侧卧睡，起床时身体总是从右侧翻身下床，而不会从左侧下床。

行走时 〉 斜着走，左半身偏向前，右半身在后，左腿带着右腿走。

● 骨盆上下歪（两边髂前上嵴不平行）

其形体特征是：腿一长一短，腿短的那只脚鞋后跟比腿长的那只脚鞋后跟磨损得更严重。如果摸出两边的髂嵴一上一下不平行，如左边骨盆尖靠上、右边骨盆尖靠下，说明骨盆是上下歪了。具体表现如下。

仰卧时 〉 将两只脚的脚后跟靠紧，两个脚后跟对不齐，一前一后错开了，右腿长，左腿短。

行走时 〉 身体重心落在左腿上，右腿向外划圈走。看看鞋底，左脚鞋底比右脚鞋底磨损得更厉害。

骨盆歪斜害处多，需及早治疗。一旦骨盆变形，肌肉力量就会被破坏，身体就会随之变形。要知道，骨盆与股骨关节是有着密切联系的，因此骨盆的变形会导致股骨关节弱化，影响走路时的行进速度、步幅大小。其实，"走"这个动作与新陈代谢有着很大关系，速度变缓、步幅变小是新陈代谢慢的表现。

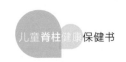

也就是说，骨盆歪斜是导致新陈代谢变慢的主因，并且容易让人体形变胖，还会产生其他并发症。因此，及时治疗骨盆歪斜是关键，切不可麻痹大意。

女孩子更要注意骨盆问题

完整的骨盆是由骨骼和附着在它上面的肌肉、筋膜共同构成的，里面有生殖器官。男性和女性的骨盆不一样，一般来说，男性的骨盆窄一些、坐骨小一些，形似倒置的圆台，上大下小；而女性的骨盆则宽一些，坐骨宽一些、大一些，形似圆桶。再者，女性骨盆的骨骼一般要比男性的轻，骨骼的骨皮质较薄，骨密度也较小，所以女性的骨盆相较于男性的而言，更容易受到伤害。除此之外，女性的骨盆更是其内生殖器官的一道天然保护屏障，卵巢、子宫、阴道、输卵管等器官都藏身其内，其结构也有一定的特殊性，即髋骨的前方经软骨与耻骨相连，称为耻骨联合。这个地方对于女性来说是极其重要的，一旦怀孕，随着产期的临近，孕妇的耻骨联合便会松动，这将有利于胎儿顺利娩出。另外，在女性骨盆的后方，骶骨和尾骨相连，构成骶尾关节，这个关节在分娩的时候具有很神奇的功效：它可以向后移动，使骨盆前后径增大，为孕妇顺利分娩助一臂之力。有过分娩经历的女性朋友都知道，产前做骨盆测量是必不可少的一步，一旦测量发现骨盆形状不正常，医生就会及早制订临产计划，以确保胎儿安全顺利地产出。

女性骨盆的正常发育对于其成年后的生活具有特别重要的意义。如果不注意保养骨盆，使骨盆变形或者扩大，不仅会影响到骨盆内部器官的位置，造成器官下垂，影响身体健康，还会影响下半身的血液循环和新陈代谢。

很多生活中的不良生活姿势和习惯都会造成骨盆变形，如爱跷"二郎腿"、长时间穿高跟鞋和紧身衣、运动不足或过量等。

年轻女性为了保持漂亮的"S"形曲线，往往会过分地跷臀部、挺胸、收腰。"S"形曲线看上去似乎很性感，实则已经破坏了脊柱的生理曲度，严重者会影响骨盆里卵巢、子宫的健康，而它们才是令女性美丽最根本的器官。

矫正骨盆的方法

步骤1　平躺在地板上，双腿分开，与肩同宽，双脚呈"外八字"形，双臂伸直，平放在身体两侧，整个人放松。

步骤2　有规律地晃动双脚，做我们平时说"再见"时的动作，频率不要太快。这个动作做大约1分钟。

步骤3　用手臂微微撑起身体，双手与肩同宽，身体是直的，这时只有脚跟和手掌着地。重复步骤2的动作，晃动双脚，做"再见"的动作，做10秒左右。

步骤4　躺平，两脚呈"外八字"形伸直，慢慢抬起离地面30厘米的距离，保持10秒左右，用力放下，重复3遍。然后再重复一遍以上步骤，这是热身动作。

步骤5　躺平，两脚呈"内八字"形，双腿抬起，与地面呈30°角，然后两脚相互用力敲击脚大拇趾与脚掌连接处的关节。共敲10下，然后放下。这个步骤做两遍。

步骤6　躺平，双脚呈"内八字"形，两脚相互用力抵着大拇趾，抵着的同时双脚尽力张开，由"八"字形趋向于"一"字形。大腿内侧一定要用力，然后保持这个姿势，两腿抬起与地面呈30°角，保持10秒，再用力放下。这个步骤做两遍。

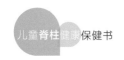
儿童髋关节滑膜炎不容忽视

有时候，孩子会突然觉得腿很痛，走路一瘸一拐的，而且还可能会持续几天。这种情况可不是孩子矫情，家长不能大意，因为孩子有可能患上了儿童髋关节滑膜炎。

什么是儿童髋关节滑膜炎

儿童髋关节滑膜炎是一种由非特异性炎症所引起的短暂的以急性髋关节疼痛、肿胀、跛行为主要特征的病症。临床上此病的称谓有很多，如暂时性滑膜炎、一过性滑膜炎、单纯性滑膜炎、急性一过性滑膜炎、小儿髋关节扭伤、小儿髋关节半脱位、髋掉环等。该疾病多见于10周岁以下儿童，其中以男性较常见，大多数患儿发病突然。发病高峰为3~6周岁，右侧多于左侧，双侧髋关节发病者占5%。

儿童髋关节滑膜炎以髋关节滑膜充血、水肿、渗出，使关节囊积液、髋关节活动受限为主要临床表现，儿童髋关节疼痛是最常见的表现，其髋部疼痛及跛行伴有大腿或膝关节疼痛、下肢乏力、拒绝行走等临床表现。

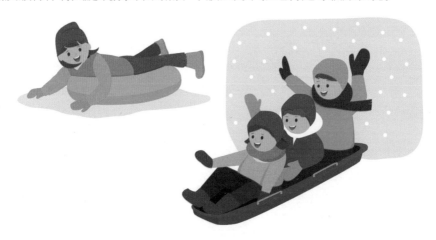

儿童髋关节滑膜炎和骨盆息息相关

儿童髋关节滑膜炎可能与病毒感染、创伤、细菌感染及过敏反应有关。多数患儿在发病前有髋部的过度运动、劳累或感受风寒湿邪史，如跳跃、奔跑、劈叉、体操等运动的损伤。

儿童的股骨头尚未发育成熟，髋关节活动度比较大，关节囊比较松弛，当髋关节受到外展牵拉时，股骨头会被从髋臼内拉出一部分。由于关节腔内负压的作用，可将髋关节内侧松弛的关节滑膜吸入关节腔内。当股骨头恢复至原来位置时，由于部分滑膜嵌顿于关节腔内，所以关节不能完全复原；此外，关节内脂肪、关节内韧带也可能被挤压或反折在髋臼与股骨头之间，从而影响股骨头恢复到原来位置，引起髋关节短暂的急性肿痛及渗液的滑膜炎症。

为了减轻嵌顿滑膜或脂肪、韧带所受的压迫，骨盆会出现代偿性倾斜，使伤肢呈假性变长，患儿不敢放开脚步行走。

如何治疗儿童髋关节滑膜炎

基于中医学对儿童髋关节滑膜炎发病原因的认识，儿童髋关节滑膜炎的治疗应以理筋推拿、正骨手法治疗为主，配合患肢牵引、中药内服外敷等治疗。

● 理筋正骨手法

①患儿仰卧位，医者立于患儿患侧，先用拇指轻柔弹拨患髋股内收肌群，以缓解肌肉痉挛。

②医者一只手虎口压在患儿的腹股沟处，另一只手握住患儿的小腿下端，将患儿的下肢拔直并环绕摇晃髋关节。

③医者将患儿的患侧踝部夹在腋下，拔伸牵引5分钟后，将患儿的患侧髋关节尽量屈曲，使其膝靠近胸部，足跟接近臀部；令患儿的患肢屈髋、内

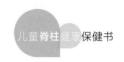

收、内旋，同时缓缓将患肢伸直。若是患肢变短者，则做患侧屈髋、外展、外旋。

④患儿侧卧位，医者行骨盆旋转矫正手法，纠正患儿的错位骨盆。

⑤治疗结束后检查双下肢等长，骨盆倾斜纠正，疼痛即可减轻，隔日再施此手法。一般患儿经此手法治疗3~5次可痊愈。

● 牵引治疗

若患者剧烈疼痛，难以下地行走，建议对患肢进行持续牵引，此法可减轻患者的髋关节腔压力，缓解肌肉痉挛，减轻疼痛。

● 药物治疗

根据分型辨证使用中药内服，还可以外敷活血消肿的中药。

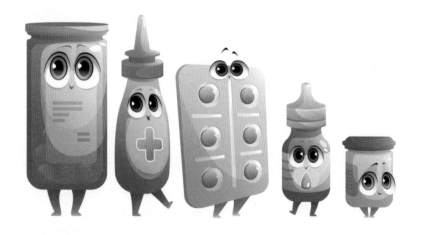

如何护理儿童髋关节滑膜炎

● 注意饮食

及时纠正儿童挑食、偏食等不良习惯，在日常生活中避免摄入过量的酸性食物，保持机体饮食均衡，可适量补充钙质、维生素，满足儿童机体生长发育需求。

少食牛奶、羊奶等奶制品，以及花生、巧克力、小米、干酪、奶糖等含酪氨酸、苯丙氨酸和色氨酸的食物，因其会产生诱发关节炎的介质——前列腺素、白三烯、酪氨酸激酶自身抗体及牛奶IgE抗体等，易致过敏而引起关节炎加重、复发或恶化。

少食肥肉、高动物脂肪和高胆固醇食物，因其产生的酮体、酸类、花生四烯酸代谢产物和炎症介质等，可抑制T淋巴细胞功能，引起和加重关节疼痛、肿胀、骨质脱钙疏松与关节破坏。

少食甜食，因为糖类易致过敏，可加重关节滑膜炎的发展，易引起关节肿胀和疼痛加重。

不饮酒、不喝咖啡和茶等饮料，避免被动吸烟，因为这些都可加剧关节炎恶化。

可适量多食动物血、蛋、鱼、虾、豆类制品、土豆、鸡肉及牛肉等富含组氨酸、精氨酸、核酸和胶原的食物。

● 生活护理

保护髋关节。儿童髋关节滑膜炎易见于3~10周岁的儿童，需要家长合理安排孩子各年龄段的运动量，爬山、滑冰、练武术等都不可过度，避免髋关节过度劳累。

针对体重超标的孩子，家长需加强饮食控制，通过调整饮食结构、适量运动等方式来控制体重，减轻关节压力及运动时的磨损程度，进而预防髋关节滑膜炎。

家长需根据季节变化指导儿童增减衣物，预防感冒，在夏季不可贪恋空调房的舒适。

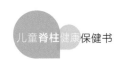

全方位做好**强直性脊柱炎护理**

强直性脊柱炎是一种慢性疾病，一开始并不明显，到了一定时期后，患者会感到疼痛难忍。该疾病会影响到患者全身，最开始侵害骶髂关节，随着病情的不断发展，逐渐向上发展至高位脊椎。病变多为双侧性，青年男性多发。X线平片显示，强直性脊柱炎早期因关节面骨质炎性破坏而致关节间隙增宽，晚期关节间隙模糊不清，个别有骨性融合，脊柱呈竹节状改变。

强直性脊柱炎的症状

强直性脊柱炎的早期症状是腰、骶部位疼痛，并伴有腰背部的僵硬感，也有以膝、踝、足跟、坐骨神经痛起病的。到了中期，多有下背部或腰骶部疼痛，腰椎晨起僵硬，脊柱活动僵硬受限，以及疲劳、乏力、气短、面色淡白、消瘦等症状。到了晚期，通常会有以下症状：腰骶部疼痛加重，脊柱疼痛严重，并伴有全身关节疼痛，疼痛呈持续、不间断的特点；全身无力、消瘦、肌肉萎缩、脏器功能下降；驼背、脊柱活动功能消失；等等。

强直性脊柱炎到了晚期，是很难治疗的，即使治愈，后遗症也会使患者终身残疾。因此，对于强直性脊柱炎患者而言，早诊断、早治疗、准确治疗是极为关键的。

儿童为什么会得强直性脊柱炎

强直性脊柱炎常于青少年晚期或成年早期起病，40周岁以后发病者少见。目前关于强直性脊柱炎的发病机制尚无定论，但主要的研究方向如下。

①遗传方面，如广为人知的HLA-B27及其他非主要组织相容性复合

体基因。

②细胞因子，如TNF-α等。

③软骨及成骨细胞。

④病原体对强直性脊柱炎发病的作用。

强直性脊柱炎是一种具有高度遗传性的疾病，有重要的数据证明HLA-B27直接参与了强直性脊柱炎的发病，一小部分HAL-B27阴性的强直性脊柱炎患者可以用强直性脊柱炎的遗传异质性来解释。强直性脊柱炎的易感性绝大部分（90%以上）是由遗传因素决定的。

儿童强直性脊柱炎的饮食原则

儿童患强直性脊柱炎应加强营养供给，目前虽无明确的证据表明营养缺乏与强直性脊柱炎之间有肯定的联系，但临床观察发现，营养缺乏可使某些强直性脊柱炎患者的病情加重，补充营养后病情好转。如缺乏维生素D可间接引起炎性关节的骨质疏松。强直性脊柱炎患者可能既营养缺乏，又代谢异常。总的原则是，给予儿童充足的糖、蛋白质、脂肪、矿物质及维生素。

从中医角度看，对证的食物即为宜食之品，不对证的食物即为忌食之物。如寒者，需服用温之品，不宜进食寒性之物。

食物与中药一样，有四气五味之分，依其食性有温补、平补、清补三大类。

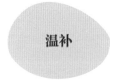

温补　常见食物有鸡肉、牛奶、核桃、桂圆、荔枝干、红枣、黑枣、橘子、栗子、桃子、石榴、红糖、蜂蜜、黄鳝、鲫鱼、鲢鱼、羊脊骨、猪脊骨等。

平补

常见食物有大米、小米、高粱、大麦、小麦、红薯、山药、土豆、毛豆、蚕豆、黄瓜、青菜、白菜、包菜、胡萝卜、猪肉、鸽肉、兔肉、赤豆、扁豆、青豆、菜豆、豇豆、白砂糖、苹果、橄榄、白果、葡萄、莲子、花生、芝麻、葵花子、南瓜子、南瓜、丝瓜、鸡蛋、青鱼、鲈鱼、鲳鱼、鱿鱼、泥鳅等。以上食物性平和，或稍偏温或稍偏凉，是正常人或患者维持健康和生命所必需的食物，只要不过敏，有些食物可每天食用。

清补

常见食物有甲鱼、乌龟、黑鱼、鸭肉、海蜇、蛤肉、蟹、甘蔗、生梨、藕、荸荠、百合、银耳、西瓜、冬瓜、香瓜、绿豆、薏苡仁、茄子、西红柿、萝卜、乌梅、青梅、金针菜、香椿、黑木耳、茭白等。以上食物性凉，久食清火，内热之体相宜，有些还能软化大便。但对海鲜过敏者则不宜食用。

温补食物能量较高，有的高糖、高蛋白或高胆固醇；有的能加速血液循环，促进新陈代谢，为冬天御寒所必需。

强直性脊柱炎性低蛋白血症水肿者，必须补充高蛋白，如鸡肉、牛奶、鱼类、海参、虾等；橘子、胡桃、枣等果品也是可以吃的，或者与清补食品结合交替进食。

 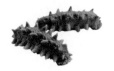 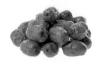

强直性脊柱炎的食疗方

党参黑豆奶——提高免疫力

材料： 黑豆200克，党参、麦门冬各10克，白糖30克。

做法：

（1）黑豆洗净，浸泡约4小时至豆子膨胀，沥干水分，用豆浆机打成豆浆。

（2）将党参、麦门冬放入棉布袋，置入锅中，以文火加热至沸腾，约5分钟后滤取药汁。

（3）将黑豆浆与药汁混合，搅拌均匀，倒入锅中，以中火煮至沸腾，最后加白糖即可。

洋葱炖鸡——健脾温胃

材料： 鸡肉500克，洋葱250克，姜、白糖各5克，盐适量。

做法：

（1）将鸡肉洗净，切成小块；洋葱洗净，切成角状；姜洗净，切丝。

（2）锅中加油烧热，下入鸡肉块、洋葱、姜丝，加入适量清水，以小火炖30分钟，放白糖、盐调味后出锅即可。

枸杞红枣乌鸡汤——适合腰痛型

材料： 枸杞、花生各30克，红枣6颗，乌鸡1只，盐5克。

做法：

（1）枸杞、花生分别洗净；红枣去核，洗净。

（2）乌鸡去内脏，洗净，余水。

（3）将2000毫升清水放入砂锅中，煮沸后放入枸杞、花生、红枣、乌鸡，以大火煮开后，再用小火煲1小时，加盐调味即可。

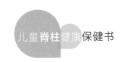

如何治疗儿童强直性脊柱炎

● 中药液热敷治疗

中药液热敷治疗是用加热的中药液敷于患处以治疗疾病的方法。将已配制好的中药液加热至60~70℃，将纱布垫充分浸润后，敷于患处。可用有加热效果的治疗仪覆盖于纱布垫之上，以保持其热度，还能起到双重治疗的效果。一般每次30~60分钟，每日1~2次。

● 中药液熏泡治疗

用加热的中药液来熏蒸、泡洗患处的方法，主要适用于手（足）指（趾）关节、膝、踝、腕、肘等外周关节。一般每次30~60分钟，每日1~2次。

● 脊柱部按摩手法

患者俯卧位，视病情可适当在腹部垫枕。

按揉弹拨	从上背部向腰骶部沿骶棘肌进行叠指、叠掌按揉治疗，力度由轻到重，再自上而下以腰骶部为重点做弹拨，配以点按膀胱经穴，反复施之。
平推振压	自上而下，背脊部用拇指平推，腰骶部取肘平推法，沿骶棘肌内侧束施行，然后有节奏地从上背部至腰骶部进行弹性振压。
擦脊温通	取介质少许，沿膀胱经穴及腰椎棘突旁从上而下行小鱼际侧擦法，腰骶部、骶髂部以透热为佳。

● 髋部以下按摩手法

①用掌根、肘部按揉法，拳背法及弹拨法舒松臀肌痉挛及粘连；在大腿后侧及髂胫束用掌根按揉法。按揉法、掌平推小腿，点按委中穴、承山穴，拿小腿及跟腱。酌情施以下肢屈膝压腰或后伸压腰。

②仰卧位，适当在背部、颈部垫枕，行点按气海穴、关元穴，揉摩腹部，按揉大腿前侧，弹拨股内收肌，摇髋关节，揉大腿。

强直性脊柱炎患儿应如何运动

床上伸展运动	早晨醒来后，采取仰卧位姿势，双臂伸过头，向脚趾、手指方向伸展，然后放松，伸展双腿，足跟下伸，足背向膝方向屈，然后放松。
腹部运动	采取仰卧位，双腿弯曲，双脚着地，双臂自然平放，头和双肩慢慢抬高，直至触到双膝为止。坚持5秒左右，重复以上动作。此动作的目的在于伸张腹部肌肉，改善肌力，并保持躯干平直姿态。
猫背运动	俯卧，低头放松，背如弓状，最大限度地做拉伸动作；而后抬头、提臀、塌背，使背部充分舒展。重复以上动作。
转体运动	平坐在椅子上，双臂于胸前平举，双手交叉，向右转，目视右肘，坚持大约5秒后复原，然后用同样的做法转向左侧，重复以上动作5次。

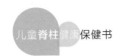

| 转颈运动 | > | 与转体运动相似。平坐，双脚着地，头向右转或向左转，并注视同侧肩部，再回归原位，每侧5次。也可采取颈前屈，下颌尽量向胸部靠，回归原位；仰头尽量向后，回归原位。每个方向重复以上动作5次。 |

| 颈椎腰椎练习 | > | 双手叉腰，两腿分开，与肩同宽，头部向左转或向右转，并注视同侧肩膀。重复以上动作10次。 |

| 膝胸运动 | > | 平躺，双足着地，腿自然弯曲，抬起一膝慢慢向胸部靠近，双手抱膝拉向胸前，然后回归原位。换另一膝做上述运动，重复2～3次，直至僵硬感消失为止。 |

如何护理儿童强直性脊柱炎

- 在日常生活方面，要注意个人卫生，避免泌尿系统、呼吸系统、消化系统感染。
- 避免长期居住在阴暗、潮湿的环境中，居住的房屋最好向阳、通风、干燥，保持室内空气新鲜。
- 睡硬板床，要平整；被褥轻暖干燥，常常洗晒；床铺不能安放在通风口，以防睡中着凉。
- 按季节和天气的变化来增减衣物。强直性脊柱炎患者一般都比较怕冷，喜欢穿得暖和一些，但要避免穿得太多，以免捂得过于严实而出汗。天热出汗时要避免电风扇直接吹风，空调的温度宜为25～28℃，并注意适当增加衣物，保护关节。

- 睡觉时不要贪凉。自汗严重的患者要常备干毛巾，出汗后要及时把皮肤擦干，衣服汗湿后应及时更换，避免受风。有盗汗者，除内服药外，可在睡前用五倍子粉加水调匀，敷于脐内。
- 平时洗脸、洗手宜用温水。晚间泡脚，热水应能浸及小腿中部以上，时间在30分钟左右，以促进下肢血流通畅。
- 对于长期卧床者，应注意帮助其经常更换体位，防止发生褥疮。
- 对于行走不便者，要注意防止其跌跤扑倒，桌椅位置安排得当，以便于其在室内活动。
- 在厕所内适当的位置安装把手，便于下蹲后起立。若下蹲困难，最好设立大便椅或高位蹲式马桶，注意预防跌跤而导致新的骨质损伤。
- 青少年患者不宜过早有性生活。强直性脊柱炎的病根在于肾虚，肾主生殖，如果纵欲过度，则进一步耗伤肾气，进而使疾病更加缠绵难愈。

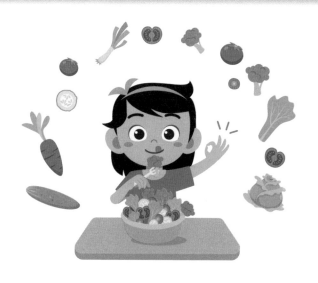

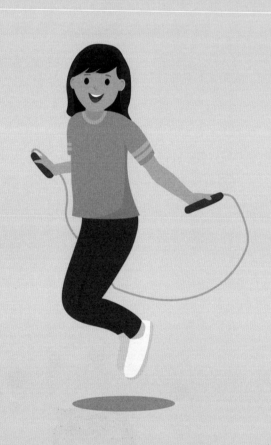

第 7 章

运动让脊柱充满活力，
远离驼背 ●————————→

预防脊柱疾病远比治疗脊柱疾病容易，要想维护孩子脊柱的健康，就应时时预防。适当运动，让脊柱充满活力，让孩子远离驼背，拥有良好的体态。

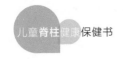

有氧运动

慢跑

慢跑能够提高人体新陈代谢的速度，并且可以促进消化，从而有助于增强体质，提高抗病能力。但在慢跑的时候也要注意控制时间，尽量不要跑太长时间。

游泳

游泳是锻炼腰背肌的最好方式，其功用在于能够在水中锻炼肌力，还可以利用水的浮力来舒缓平时受压的关节；另外，游泳时也可以做一些在陆地上无法完成的动作，让全身更多的肌肉、关节、韧带得到锻炼，使肌肉匀称，对脊柱产生良好的支撑和保护作用，使体形更加健美。

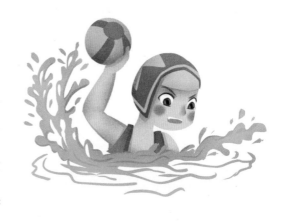

可让孩子先在岸边学习蛙泳的手部动作：双手合并到胸前，自然前伸，手掌张开、掌心向下，手肘伸直，掌心由向下慢慢转为向外，手掌倾斜大约45°角，边转手掌边将全臂向外斜下方推开。当手臂张开大约45°角时，手腕开始弯曲，掌心由外向内，手臂带动手肘加速向内划。最终将手肘收置于腋下，双臂贴紧身体，掌心也同时由外而上（朝向胸部），置于头部前下方位置。重新开始下一轮的动作，反复练习。

待动作熟练后将孩子放在水中的塑料泡沫泳圈上，以适应水中环境。

当前两项的基础打好后，孩子就可以在浅水区练习游泳了，但腰部应放置游泳圈。孩子学会后可每周游泳2次，每次10~15分钟即可。

健美操

健美操对于孩子而言是一项非常有益身心的运动。它能调动孩子学习的积极性，提升孩子的创造性思维，不仅能让孩子肢体协调，还能锻炼身体，促进脊柱健康。

瑜伽

● 颈部"米"字操

预备式 ＞ 可以盘坐在垫子上，或者坐在椅子上，腰背挺直，尽量让颈部伸展，下颌略收，双臂放松下垂，肩膀向后微微张开，脊柱保持挺直。整个身体充分拉伸，保持5秒左右，然后慢慢放松恢复原位。注意不要闭眼，目视前方。

前屈式 ＞ 缓慢向前屈颈低头，脊柱保持挺直，双肩打开，肩膀有向后牵引的趋势，直至颈肩部肌肉感到绷紧为止，保持5秒左右，然后缓慢放松恢复原位。

后伸式 ＞ 缓慢向后仰头，脊柱保持挺直，双肩打开，肩膀有向后牵引的趋势，直至颈前部肌肉感到绷紧为止，保持5秒左右，然后缓慢放松恢复原位。

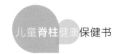

左侧式	>	头部缓慢偏向左侧，让左耳向左肩贴近，直至右侧颈肩部肌肉感到绷紧为止，同时右臂尽力向下伸，脊柱保持挺直，保持5秒左右，之后缓慢放松恢复到预备式。
右侧式	>	头部慢慢偏向右侧，让右耳与右肩靠近。与左侧式方向相反，动作一致，之后缓慢放松恢复到预备式。
左转式	>	脊柱保持挺直，头部向左侧扭转，目光尽量看向身体后方，但是身体不能转动，保持5秒左右，然后复原。
右转式	>	脊柱保持挺直，头部向右侧扭转。与左转式方向相反，动作一致。

跳舞

正处于生长发育时期的孩子，经过舞蹈训练，如挺胸、抬头、收腹，会站得更直，形体更优美，且能纠正驼背、圆肩等形体问题。

拳击

奥运拳击冠军邹市明说过："拳击不仅仅是竞赛，也是给自己的一种很好的锻炼，可以塑造人的个性、自信的笑容、美好的品格。不需要很大的地方，也许就在你脚下的这一方，可以通过直拳、勾拳、摆拳、跳跃等动作姿势，全力以赴地展示自己的风采和能量！"

拳击是一项非常消耗能量的运动，能快速燃烧脂肪，促进血液循环及新陈代谢，增加身体的柔软度及舒缓压力。孩子适当学习拳击，不仅能强身健体，增强脊柱及周围肌肉的力量，还能提高自我保护的能力。

街舞

不管是什么类型的舞蹈都需要肢体的基本练习，而科学、协调的舞蹈训练会提高孩子身体各部分的协调性和灵活性。街舞中的很多动作可以促进孩子的骨骼发育，促进孩子长高；高热量的消耗还可预防孩子肥胖。在练习街舞的时候，尽量避免做幅度太大的动作，如果训练强度过大，则可能会损伤孩子的关节，影响到骨骼发育。

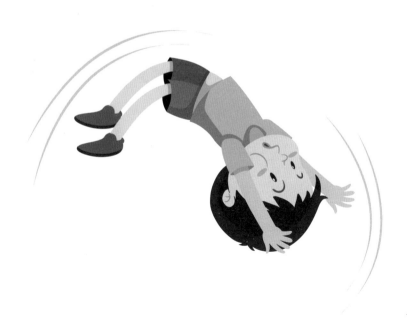

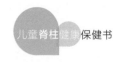

球类运动

球类玩法众多，玩球的时候需要跑、跳等动作，这些动作能很好地帮助孩子锻炼脊柱和全身肌肉，促进孩子健康成长。而且球类运动有利于提升孩子的团队意识和遵守规则的意识，如果家长陪孩子一起玩，还能促进亲子关系和谐。

篮球

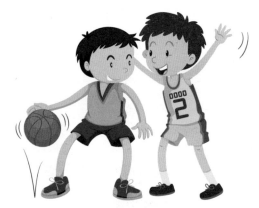

篮球运动作为一项综合球类项目，能充分锻炼孩子各个身体部位，全面有效地提高孩子的身体综合素质，促进其骨骼发育，而且长期锻炼，会达到增高的效果。孩子学打篮球的最佳年龄是6~16岁，在这个年龄段主要是学一些基本功，基本功要从小打好，否则到后来再学就更困难了，而且这个阶段的孩子，身体也正处在发育阶段，运动能够促进孩子的生长发育，10~13岁是孩子开始学习技能的阶段。

足球

孩子往往脾胃功能不好，厌食、挑食，踢足球有助于加快新陈代谢，能够起到强健脾胃、提振食欲的作用。此外，通过加速血气流通，心肺功能也能得到加强，还能促进身体骨骼的生长发育。7~9岁的孩子在不影响学习的情况下多踢足球就可以了，强调体能与技术的专业足球训练等孩子长大以后再开始比较合适。

羽毛球

孩子通过打羽毛球，加大运动量，可使心肺功能得到锻炼，而且这项运动消耗体力很大，会让心跳更加有力，孩子承受力和耐久力都会大大提高。

一般来说，羽毛球这项运动最好在孩子6周岁以后开展，否则孩子容易受伤。

乒乓球

打乒乓球时要求全身性的协调与配合，可极大程度地改善孩子的体质，增强其心肺功能。眼睛紧跟着白色、橙色的小球忽远忽近、起起落落，对晶状体周围的悬韧带是一种很好的锻炼，长期坚持可预防近视。

一般来说，普通孩子大概在6周岁前后学习打乒乓球比较合适。这时候的孩子，思想单纯无杂念，具备一定的接受能力和行为自制力，身体柔韧性处在最佳时期，意识和机体能力可塑性强。

棒球

打棒球能够锻炼孩子的定力、眼力，以及脊柱、四肢的协调能力，长期坚持能增强孩子的免疫力。孩子到了四五岁就可以练习把球往墙壁或屏障上丢，再把弹回来的球接住。将墙壁当作对手来投球、接球，是当捕手的基础练习，可以培养正确的控球投球能力。会投球、接球之后，就能和小朋友们一起打棒球了。

保龄球

打保龄球能让身体放松，可以预防脊柱疾病。

休闲运动

放风筝

我们在放风筝的时候，有跑有停，有进有退，或坐或立，几乎全身的骨骼和肌肉都要参与。挺胸抬头，左顾右盼，可以锻炼颈椎、脊柱的肌张力，起到保持韧带弹性和脊柱关节灵活性的作用，有利于增强骨质代谢，增强脊柱的代偿功能，既不损伤椎体，又可预防椎骨和韧带的退化。另外，在宽敞开阔的场地放风筝是最好的"空气浴"，在风和日丽的大自然中放风筝更是最好的"日光浴"。

骑平衡车

平衡车运动融惊、险、奇、巧、美于一体，丰富了孩子的生活，对培养孩子积极、自信、坚定、进取的个性有很好的作用。长期骑平衡车可以锻炼孩子的平衡能力和神经反射能力，使肩、脊、四肢、脚和腕都能够得到全方位的锻炼，增强身体的灵活性。平衡车运动被医学界称为"抑制运动"，通过全身肌肉运动使身体处于活跃且松弛的状态，能够促进孩子大脑发育、提高智力。

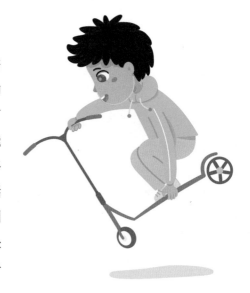

爬山

爬山可以使全身肌肉和关节得到充分有效的锻炼，尤其是对腰背肌、股四头肌、股后群肌、小腿伸屈肌以及足小肌群的锻炼效果更好，腰肌力量的增强对脊柱也会产生良好的稳定和保护作用，可预防颈腰痛的发生。

骑自行车

骑自行车是一种融娱乐和健身于一体的健身项目。在骑自行车时，臀部及下肢肌肉有节奏地伸缩，有效保护脊柱，使人体的呼吸系统、循环系统工作加快，长期锻炼可提高心肺功能。不仅如此，骑自行车还能增强全身肌肉的协调能力，增强神经肌肉的灵活性及协调性。

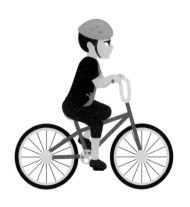

攀爬

爬架、绳网、攀树等攀爬类运动能够让孩子全身各个部位都动起来，通过手、脚、眼相互配合，促进孩子身体的协调发展。而且，孩子最初的自信就是通过对身体的掌握来获得的。孩子一次次地尝试，逐渐地克服更高难度的挑战，勇气、自信也就随之而来了。

立正

实践证明，孩子坚持"立正"训练，对矫正"O"形腿和"X"形腿非常有效，还能让背部更挺拔。具体做法是：全身保持正规的立正姿势，并上提

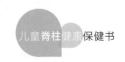
丹田气。"O"形腿者要两脚并紧，两膝关节尽力相靠，必要时可用弹性适当的橡皮带扎在两膝关节上，使其增加内靠力量；"X"形腿者两膝关节要并紧，两脚跟尽力内靠。每天练习2次或多次，每次至少坚持20分钟。

跳绳

通常，跳绳30分钟相当于慢跑90分钟的运动量。跳绳时，在双手一圈圈挥动绳的过程中，双肩关节呈360°旋转，能让颈肩得到全方位的锻炼。此外，在一次次的跳跃中，也能在很大程度上活动腰腹部和下肢，舒缓腰椎和腰部肌肉的压力。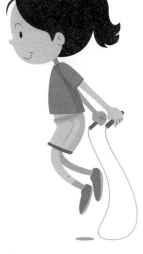

应当注意的是，在跳绳前要做好身体各部位的准备活动，特别是足踝、手腕、肩关节、肘关节一定要活动开。开始时应将速度放慢，逐渐加速。一般而言，慢速跳绳，速度应保持在每分钟60～70次；快速跳绳，速度应保持在每分钟150次左右。

跳绳前的准备活动具体如下。

（1）做好充分的准备活动。准备活动可以放松肌肉，使肌肉达到运动所需的状态。如果准备活动做得不充分，肌肉、内脏、神经系统机能就会不兴奋，从而使肌肉供血量不足，在这种状态下活动极易造成损伤。

（2）选择宽松的衣服。不应穿带有口袋的制服，身上不要佩戴金属配饰，要穿运动服、无跟软底鞋。

（3）选好场地。场地切忌过硬、湿滑、不平。

（4）忌饭前、饭后跳绳。空腹时体内血糖水平较低，跳绳会引起四肢乏力、头晕；饭后消化器官活动增强，跳绳会使大量血液流向四肢，影响食物的消化吸收。

很多女孩子担心跳绳运动会让自己的小腿肌肉变得更加粗壮，其实只要在运动后进行适当的拉伸和按摩，就完全不必担心这个问题，而且腿部的线条会变得更加漂亮。需要注意的是，在跳绳的过程中，人的腿部会长时间保持紧张状态，因此在跳绳运动结束之后可以配合乳液或者精油对腿部进行按摩，这样既能避免肌肉酸痛，又能塑造腿形。

双手吊单杠

让孩子的双手紧握单杠，使身体自然悬空下垂，下垂时以脚尖能轻轻接触地面为佳，然后做引体向上的动作。引体向上时呼气，慢慢下降时吸气。男孩可以每天做10~15次，女孩每天可减少至2~5次，具体的练习次数应视孩子的身体素质而定。

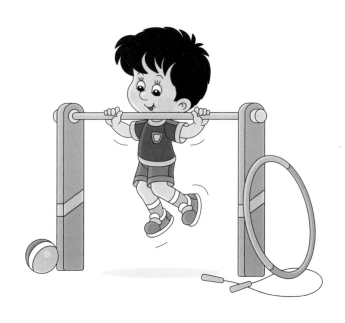

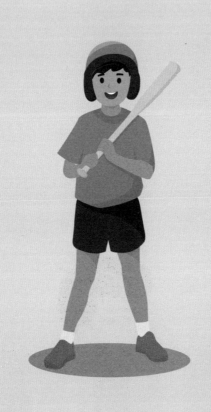

第8章

拉伸让脊柱更强健，身姿更挺拔 ●————→

拉伸脊柱一般可以增强血液循环、提高身体灵活性、防止肌肉酸痛以及改善肩颈僵硬。运动后，或者在平时，做一些拉伸脊柱的运动，不仅可以放松肌肉，让脊柱更强壮，还可以避免疼痛的发生。

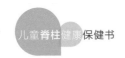

简单**拉伸**

为了保证孩子的脊柱健康发育，可以让孩子日常练练简单的脊柱拉伸运动。

步骤 1

平躺在地板上，双腿自然弯曲，双臂自然放于两侧，臀部向上抬起，同时腹部上挺，带动身体上抬，保持数秒后回到自然仰卧。此步骤可重复多次。

步骤 2

平躺在地板上，双臂自然放于两侧，上半身向上直立，双臂向上伸直，双腿也用力上抬。此步骤可重复多次。

步骤 3

保持直立，双腿分开，双手叉腰，上半身按顺时针和逆时针两个方向在空中做圆周运动。

步骤 4

保持直立，双腿分开，双臂自然垂于两侧，上半身尽力向左右两侧下压。此步骤可重复多次。

步骤 5

保持直立，双腿分开，双臂自然放在身后臀部，左右两侧肩膀尽量向后扩展，注意保持胸部上挺，头部略向后仰。此步骤可重复多次。

步骤 6

保持直立，双腿分开，双臂自然垂于两侧，上半身向前弯曲，直到双手能接触到地面。此步骤可重复多次。

步骤 7

保持直立，双腿分开，双臂侧举至与肩同高。上半身向前弯曲的同时，用力抬起左手，右手则向下伸展，直到能碰触到右脚尖。左右手交换位置，重复练习。

步骤 8

保持直立，双手向上抓紧单杠，手臂间距等于两肩宽度，双腿并拢，保持绷直，抬起双腿，让身体在空中自然摇摆。

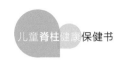

矫正驼背的拉伸

青少年驼背较为常见，主要由背部肌肉薄弱、松弛无力所致。通过加强背部伸肌的力量，并牵拉胸部前面韧带的运动进行矫正，可纠正驼背。其中，步骤1~步骤6可以每天锻炼一次，每个动作重复练习20~30次；步骤7主要针对含胸驼背，可按需求进行锻炼。

步骤1

平躺，右手向上伸直，同时左手向下拉伸。深吸一口气，上挺胸部，肩膀微微向上抬起。然后还原，深呼一口气。

步骤2

平躺，左手向上伸直，同时右手向下拉伸。然后慢慢将右腿向上抬起大约60°，深吸一口气，保持数秒后，向下还原，深呼一口气。

步骤3

平躺，左手向上伸直，同时右手向下拉伸。右腿自然屈膝，直到右手能够握住右脚脚踝。慢慢上抬腰部和臀部，深吸一口气，保持数秒后，向下还原，深呼一口气。

步骤 4

侧卧，然后左手向上用力伸直，同时右手向下拉伸。将肩部、胸部和头部同时上抬，并深吸一口气，还原时深呼一口气。

步骤 5

俯卧，右手用力向上伸直，同时左手向下拉伸。将肩部、胸部和头部以及向上伸直的左臂同时上抬，深吸一口气，还原时深呼一口气。换另一侧进行练习。

步骤 6

俯卧，左手用力向上伸直，同时右手向下拉伸，将肩部、胸部和头部以及向上伸直的右臂同时上抬，并且向上抬起右腿保持绷直，深吸一口气，还原时深呼一口气。换另一侧进行练习。

步骤 7

平躺，可在身下铺瑜伽垫或小毛毯，双臂向两侧打开，身体呈"T"字形，然后大小臂弯曲呈90°角，整个手臂贴在地板上，这时会感到胸部肌肉被拉紧。只需简单保持这个姿势就可以有效牵拉胸部和肩部肌肉，做动作时要放松，且呼吸要缓慢。每次保持15～30秒，放松一会儿后再重复练习，共练习5～6次。

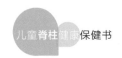

防治斜肩的拉伸

　　青少年斜肩除了影响形体美观，还会影响心脏健康，因此要及时矫正。下面介绍几种防治斜肩的方法。

步骤 1

　　保持直立，双臂向两侧屈肘，直到能分别触及左右两肩。然后双臂按顺时针和逆时针两个方向在空中做圆周运动，可慢慢加大幅度。

步骤 2

　　保持直立，双腿分开，双手分别握住毛巾两端。然后用力向上抬起双臂直到头顶上方，再用力向身后拉伸。

步骤 3

　　保持直立，双腿分开，双臂自然垂于体侧，握紧双拳。双臂前举，向上摆动，再从两侧收回。然后双臂侧举向上摆动，再从前收回。

步骤 4

　　保持直立，侧举双臂，直到与肩同高。然后双臂按顺时针和逆时针两个方向在空中做圆周运动，可慢慢加大幅度。

防治小儿佝偻病的拉伸

小儿佝偻病是一种慢性营养缺乏病，主要由于钙、维生素D摄入不足所致。小儿佝偻病发病缓慢，因此不容易被发现。一旦出现了明显症状，孩子的抵抗力就会下降，容易出现"O"形腿、"X"形腿及鸡胸等后遗症，还容易并发呼吸道和消化道感染性疾病而危及生命。拉伸就是防治小儿佝偻病的一个好方法。

步骤 1

保持直立，先将左侧小腿用力向左侧抬起，直到最大限度，交换右侧小腿，反复练习，直到微微出汗即可。

步骤 2

保持直立，双腿分开，双腿屈膝，两膝向内侧靠拢，身体向下半蹲。然后双手分别按住两侧小腿，用力按压，保持数秒后，还原为自然站姿。重复练习20～30次。

步骤 3

保持直立，在左右膝盖中间放一物品。然后慢慢下蹲，注意放置的物品不能掉落。刚开始练习时，放置的物品可以较厚，越往后则放置的物品越薄。重复练习20～50次。

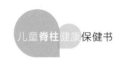

舒展脊椎暖身操

在日常生活中适当做舒展脊椎体操，能有效保护脊椎不受伤害。要选择在地板或硬板床上锻炼，不要在身下垫一层棉被或海绵垫，也不要在饥饿状态或刚吃饱饭的情况下锻炼。

抱膝运动

步骤1：自然放松平躺。双手抱握左膝举向胸部，重复10次。

步骤2：以同样方式抬举右腿，重复10次。

步骤3：双手抱握双膝举向胸部，重复10次。

转膝运动

步骤1：自然平躺，双手平放在地板上并与身体呈90°角，肩部平直贴地，足、膝并拢。

步骤2：保持上半身不动，抬起左侧膝盖。

步骤3：将膝盖尽量向右侧转，并着地。肩膀保持平直，但臀部可提起，以利于脊椎旋转。然后转另一侧进行。左右各转动10次。

曲弓运动

步骤1：双膝着地，双手伸直贴地，身体重量平均分配在双手和双膝上。

步骤2：手肘保持不动，并使下背部往下凹沉，头往上抬。

步骤3：弓起背部，试着把动作集中在下背部，有韵律地上下摆动，重复10次。

拱腰运动

步骤1：自然平躺，双手放在身体两侧。

步骤2：屈膝，抬起背部，使腰部离地，肩膀则保持平放。

步骤3：缩紧腹肌，然后将背部重新平放贴地，重复10次。

侧移运动

步骤1：站直，两脚张开且之间的距离约45厘米，身体重量平均分配在双脚上。

步骤2：肩膀保持水平，手臂放松，右臂向右移。

步骤3：站直，左臂向左移。从右到左，平顺地重复10次。

坐位旋转运动

步骤1：坐在稳固的椅凳上，双手张开，弯曲，手指搭在双肩上，膝盖向前，双脚着地。

步骤2：头部保持不动，肩膀尽量向右转。

步骤3：头部仍保持不动，肩膀尽量向左转。从右到左重复10次。

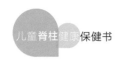
摇颈操

摇颈操可运动颈椎的7个关节，让颈部活动角度增大，颈淋巴管及颈部血管畅通，可有效改善颈椎不正导致的后天智力不全、习惯性落枕等病症。

动作

①端坐，目视前方；颈部向右转。

②依照右边→右上→右后的顺序，逐次向外上方拉紧脖子，同时微微呼（吐）气。

③颈椎由下而上运动，摇动的顺序依次是第七、第六、第五、第四、第三、第二、第一颈椎的位置。

④当头往上摇至第二颈椎时，整个头必须往后上方仰，这样才能牵引到整个后颈肌肉群，达到深层有效的放松。左右两边各摇10次。

大圆环操

大圆环操是利用杠杆原理，掰开头、颈、肩部缩紧的肌肉，可有效改善手臂下垂、肩部僵硬、肩胛骨外翻等症状，也能预防习惯性落枕。

①双手手掌交叉握住，往上翻，呈一个圆环状。出左脚做弓箭步。

②当头部往前伸展时，手臂环住往后拉，拉伸3秒，并持续呼（吐）气。放松之后，重复上述动作10次。结束后，换另一边，重复上述动作10次。

小圆环操

小圆环操通过头部及手掌各施予相反拉紧运动，放松肩胛骨上所覆盖的肌肉群，减轻肩头压力，可有效改善外颈肩部酸痛、落枕等症状，还能预防颈动脉压不足、中风及脑细胞退化等问题。

动作

①双手背在后腰，右手抓住左手手掌。

②当头部往右伸展时，右手必须拉紧左手，以此来伸展肩背部肌肉。维持3秒并呼（吐）气，放松之后，重复10次。换另一边，重复上述动作10次。

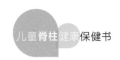
对抗操

练习对抗操时，头部往下压，将拉力延伸到后背，可减轻长时间低头伏案造成的背部疼痛及玩电脑游戏、上网形成的背部疼痛、后背隆起、肩胛骨不等高等症状，以达到放松背肌、平衡背部的效果。

动作

①双手交叉抱住头的后部，在头的1/2位置处。

②利用杠杆原理，双掌往前托，头部往后顶，两种一前一后的力量互相对抗施力。

③维持3秒，并吐（呼）气，然后放松。上述动作重复10次。手掌位置若向左移动，产生对抗，可以强化左侧颈部肌肉群；若向右移动可以强化右侧颈部肌肉群。

捶肩拍背

练习垂肩拍背时，上半身瞬间旋转，造成椎体快速旋转，自动微调矫正，带动脊神经畅通、周围软组织柔软。可改善胸闷、睡眠呼吸暂停综合征、胸椎侧弯、背部隆起、胸椎和胸肋关节面错位等问题。

动作

①双脚与肩同宽，双手下垂站立。

②身体向左旋转，上方手（右手）要抬高超过肩膀，下方手（左手）尽量往后甩，并拍到腰部。

③身体自然向左旋转，同时呼（吐）气，胸椎旋转放松。

④重复上述动作10次之后，换边旋转。身体上半身需挺直。

墙角操

墙角操，即借墙角之锐利，切压后背脊柱两旁的软组织，主要能够预防驼背和脊柱侧弯，促进肩背部血液循环，疏通督脉的经络，增强五脏六腑的正常生理功能，提高免疫力。

动作

①双手托在胸前，背部轻轻靠住墙角，斜靠15°～30°。墙角与身体接触的位置介于肩胛骨与脊柱之间，臀部前后摇摆，在后背产生切压的力量。

②把头部当方向盘，引导身体的切点，当头后仰、"位置高"时，墙角"刀"也切高一些。

③当头往前低、"位置低"时，墙角"刀"也切低一些，如此达到后背从高到低处的放松。上下前后切压20次左右，两边都要放松。

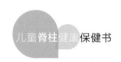
旋腰操

练习旋腰操时，将大腿往后旋转，强化外腹部及腰部肌肉群。旋腰操必须使用开胸的动作来平衡上半身，让下半身得到相对的旋转力，使腰臀部旋紧。旋腰操能预防髋关节退化、骨刺、椎间盘突出及坐骨神经疼痛等病症，还能改善腰痛、闪腰及腰椎侧弯等问题。

动作

①开始动作：上半身略往前倾，右手往前旋约三成力，右腿往后扫，约七成力，右腿最好能往后画半个圆，此时产生的扭转矫正力，正好落在腰椎与骶骨周围。

②做动作时要配合呼（吐）气。重复上述动作10次，换边旋转10次。身体上半身尽量往前倾，以达到最佳效果。

"V"字操

练习"V"字操时，想象在骨盆与腰部之间放入一个无形的千斤顶，将自己的腰椎垂直牵引，并水平扭开，使腰部始终处于放松状态。通常，较紧的腰（譬如左边的腰）是比较容易闪到的，只要增加扳紧的秒数即可放松。常练此操，可改善久坐或不良坐姿造成的腰痛，还可预防腰椎病变、骨刺及椎间盘突出等病症。

①双脚向外勾住椅角（女生向内勾），使骨盆与下半身锁住。后方手扶住椅背，前方手抓住扶手。

②身体向后起身并旋转。如果是没有扶手的椅子，可以将双手同时置于后方的椅背上，增加扭力。

③身体转过去，扳紧3秒，做动作的同时呼（吐）气，做气的导引。反复10次之后，再换另一边扳腰10次，同时比较两边腰的紧张度。

挺腹操

练习挺腹操时，直接使用腹部肌肉群，引臀向上，强化腹肌与腰肌，巩固骨盆位置，可有效改善腹胀、腹痛、腹肌无力、腰部僵直及骨盆后倾等病症。现如今，孩子因长时间玩电脑或看电视，骨盆都有向后倾斜、造成腰肌僵直的倾向，要特别留意。

①双腿打开，膝盖朝外。

②利用腹部引力（仿佛有一挂钩）慢慢提起臀部。臀部上升时，必须把臀部上提的力量放掉，单单只用腹肌的肌力。

③到达腹部顶点时，维持3秒，并持续呼（吐）气。放下臀部，放松腹肌，稍微休息后连续操作10次。

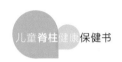

"4"字操

　　"4"字操着重减轻腰部及外腹部的疼痛，表现症状为不能翻身，或有环状放射疼痛，原因是腰椎有脱位或数个腰椎的侧弯。故常练此操，可改善习惯性腰扭伤、腰椎侧弯、腰痛及坐骨神经痛等病症。可以在增加扭转停留时间的同时，让腰腿慢慢变得更有力。

动作

　　①侧躺在床面上，下方腿伸直，上方腿弯曲。

　　②上方手与下方手扣住，置于臀部上方，形状如"4"字。

　　③肩部向外上方，臀部向内下方，两者反方向互相扭紧。肩部只能用三成拉力，让扭曲点集中在后腰上。拉紧（扳紧）时，需停留3秒，同时呼气（吐气）3秒。反复10次，换边重复以上动作。

飞燕式运动

背肌锻炼的次数和强度要因人而异，功能锻炼的强度应从小到大，以能够耐受为度。每天可练十余次至百余次，分3～5组完成。应当循序渐进，逐渐增加锻炼量。飞燕式运动适合所有人，无论是慢性腰肌劳损还是腰肌筋膜炎、腰椎间盘突出症，患者在恢复期时都要加强腰部锻炼，否则长期卧床休息或者佩戴腰围，腰部不活动、不受力，长此以往可能会引起腰肌的失用性萎缩和无力。在做此项运动之前先热身，不要过分强调高度，以自己能支持住的高度为准。

动作

①俯卧床上，双臂放于身体两侧，双腿伸直。

②将头、上肢和下肢用力向上抬起，不要使肘和膝关节屈曲，要始终保持伸直，如飞燕状。

③反复锻炼 20～40次。持续3～5秒，然后放松肌肉休息3～5秒，以上为一个周期。

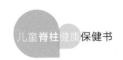
金鱼运动

金鱼运动是受到鱼在水中游动的姿势启发而创出的。此运动以胸椎和腰椎为中心，通过左右摆动的动作，来矫正颈椎、脊椎骨及其小关节左右偏斜或歪斜，并达到强化脊背肌肉的目的。由于运动时不仅会刺激脊椎骨，也会影响腹部，对治疗或预防内脏疾患，如肠扭转、习惯性便秘、肠梗阻等均有良好作用；也可作为中年以上的肥胖者进行腰部减肥的首选运动。

动作

①仰卧在地板或木板床上，双手置于头部下方。

②以腰部为支点，将上半身、下半身稍稍抬起，与地板保持平衡。

③上半身与下半身向相反方向用力，做左右摆动。每天进行20次。

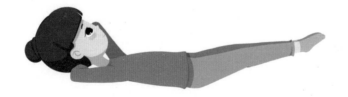